DU TRAITEMENT

DES

TUMEURS SOUS-CUTANÉES

PAR L'APPLICATION DE LA PATE SULFO-SAFRANÉE

ET DE L'ACTION

DE L'ACIDE SULFURIQUE SUR LA PEAU

PAR

Le Dr NEYRENEUF

Ancien élève des hôpitaux de Paris,
Médaille de bronze (1863),
Ancien interne de l'asile du Vésinet.

PARIS

LIBRAIRIE J.-B. BAILLIÈRE ET FILS,

9, Rue Hautefeuille, près le boulevard Saint-Germain.

—

1872

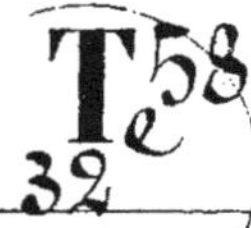

DU TRAITEMENT

DES

TUMEURS SOUS-CUTANÉES

PAR L'APPLICATION DE LA PATE SULFO-SAFRANÉE

ET DE L'ACTION

DE L'ACIDE SULFURIQUE SUR LA PEAU

DU TRAITEMENT

DES

TUMEURS SOUS-CUTANÉES

PAR L'APPLICATION DE LA PATE SULFO-SAFRANÉE

ET DE L'ACTION

DE L'ACIDE SULFURIQUE SUR LA PEAU

PAR

Le Dr NEYRENEUF

Ancien élève des hôpitaux de Paris,
Médaille de bronze (1863),
Ancien interne de l'asile du Vésinet.

PARIS

LIBRAIRIE J.-B. BAILLIÈRE ET FILS,

9, rue Hautefeuille, près le boulevard Saint-Germain.

—

1872

DU TRAITEMENT

DES

TUMEURS SOUS-CUTANÉES

PAR L'APPLICATION DE LA PATE SULFO-SAFRANÉE

ET DE L'ACTION

DE L'ACIDE SULFURIQUE SUR LA PEAU.

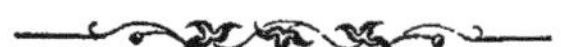

Pendant mon internat à l'asile de convalescence du Vésinet, il m'a été donné d'assister à de nombreuses applications du caustique sulfo-safrané pour le traitement de diverses tumeurs sous-cutanées.

Outre les avantages que ce caustique m'a paru présenter, en mettant à l'abri des complications redoutables que les autres méthodes de traitement provoquent si fréquemment, j'ai constaté que l'action de l'acide sulfurique sur la peau, considérée à tort par les auteurs comme une carbonisation des tissus, est différente suivant que l'acide agit sur la peau morte ou sur la peau vivante, mais que dans aucun cas le carbone n'est mis à nu.

Sur le cadavre, les téguments sont transformés en gélatine ; sur le vivant, la gélatinisation de la peau n'est plus qu'un phé-

1872. — Neyreneuf.   1

nomène secondaire, c'est la coagulation du sang dans les vaisseaux qui détermine la mortification des tissus.

Je diviserai ce travail en deux parties :

Dans la première, j'étudierai l'action de l'acide sulfurique monohydraté et des diverses pâtes sulfuriques sur la peau privée de vie et sur la peau vivante.

Dans la seconde partie, je traiterai des applications de la pâte sulfo-safranée au traitement des tumeurs sous-cutanées.

Je dois dire tout d'abord que cette étude m'a été facilitée par le docteur Cornil, qui a bien voulu diriger les expériences de la première partie, et par mon cher et honoré maître, le docteur Chairou, qui m'a permis d'assister aux opérations et de recueillir les observations qui font l'objet de la seconde partie. C'est un devoir pour moi de leur témoigner ici toute ma reconnaissance.

PREMIÈRE PARTIE

De l'action de l'acide sulfurique sur la peau en général.

CHAPITRE Ier.

Action de l'acide sulfurique concentré sur la peau privée de vie.

Une seule hypothèse a été proposée pour rendre compte de l'action de l'acide sulfurique concentré sur les tissus : « Tout porte à croire, dit Sanson (dictionnaire en 15 vol.), que l'acide sulfurique concentré, très-avide d'eau, détermine la formation de ce liquide aux dépens de l'oxygène et de l'hydrogène des matières animales et met à nu le carbone : de là l'eschare noire que l'on observe. »

Philipeaux, *Traité de la cautérisation ;* Ferrand, *Des caustiques au point de vue chimique,* proposent la même explication. Maurice Reynaud, *De l'asphyxie locale et de la gangrène symétrique ;* Théophile Anger, *De la cautérisation* (thèse de concours), admettent la même hypothèse, que je trouve encore reproduite dans le *Dictionnaire de médecine et chirurgie pratiques* (articles Caustiques et Gangrène); dans Gubler, *Commentaires thérapeutiques du Codex.*

Cette explication est toute théorique; les choses ne se passent point ainsi ; pour que le chimiste puisse reproduire ces réactions, des températures très-élevées sont indispensables.

Des expériences cadavériques m'ont paru nécessaires pour rechercher quelles transformations subissent les éléments qui constituent la peau.

On s'est demandé si les caustiques agissaient de la même façon sur le vivant et sur le cadavre. Canquoin, R. Philipeaux et Ferrand ont soutenu contre Anglada et Jaumes que cette action est identique, que les eschares obtenues ne sont pas différentes ; ils affirment même que l'auréole qui accompagne l'action de certains caustiques sur le vivant peut être reproduite sur le cadavre.

Je ne puis admettre les conclusions données par Philipeaux et Ferrand de leurs expériences cadavériques : elles sont du reste contradictoires, tandis que dans les tableaux, *Traité de la cautérisation*, p. 68, l'eschare est dite blanche, translucide, de consistance dure; page 98, elle est grise, plus noire à son centre qu'à sa circonférence, peu dure et peu profonde.

Je n'ai pas à dire ici combien sont grandes les différences qui existent entre la peau vivante et la peau privée de vie, température, pouvoir absorbant, état du sang, etc.; pour le cas particulier de l'acide sulfurique, le seul caustique sur lequel ont porté mes expériences, je n'ai jamais pu obtenir d'eschare proprement dite sur le cadavre. Ce n'est point une querelle de mots. Les altérations de tissus que j'ai pu constater dépendent de la durée de l'expérience, de la température, de la quantité d'acide employée. Lorsque j'ai voulu me placer dans les mêmes conditions de temps, de quantité, de température que sur le vivant, je n'ai obtenu que de légers changements dans la coloration de la peau et dans sa transparence ; je ne puis attribuer à ces modifications la dénomination d'eschare que je réserve au résultat de l'action du caustique sur les tissus vivants.

Je vais exposer succinctement les principales expériences qui mettent en lumière l'action de l'acide sulfurique concentré sur la peau.

Expérience 1. — Une goutte d'acide sulfurique concentré est déposée sur un lambeau de peau de la grandeur d'une pièce de 2 francs disposée sur un liége.

a). On voit la goutte d'acide s'étendre très-rapidement, au bout de cinq minutes la surface qu'elle occupe est le double de celle qu'elle occupait d'abord. Si au bout de ce temps on arrête l'expérience et si après avoir lavé à grande eau le lambeau de peau, on examine quelles sont les lésions qui ont été produites, sur le point qui s'est trouvé en contact avec l'acide, on aperçoit une sorte de tache dont la coloration grisâtre tranche avec la coloration blanc de lait du reste de la peau. Elle est due à la translucidité de la peau en ce point, translucidité très-grande que l'on peut rendre très-évidente en faisant une coupe.

L'épiderme n'est pas soulevé.

Cette transparence diminue en même temps que le lambeau devient plus sec, au bout de quatre ou cinq jours, lorsque la dessiccation est complète, il est encore possible de la constater, mais plus difficilement.

b). Si on laisse l'action de l'acide se continuer plus longtemps :

L'acide en s'étendant successivement finira par imprégner tout le lambeau. Au bout de 24 heures, le lambeau de peau est humide, mou, on ne peut pas constater la transparence ; la coloration est modifiée ; elle est devenue jaunâtre; l'épiderme est adhérent ; pas de changement dans l'aspect du tissu cellulaire sous-cutané.

Pendant huit jours, pas de changement ; au bout de ce temps il y a de la tendance à la dessiccation ; elle se manifeste en premier lieu sur les bords et se continue lentement pour être complète vers le douzième ou le treizième jour.

Comparé à un autre lambeau de peau desséchée sans avoir subi l'action de l'acide, on constate une transparence un peu plus grande et la couleur brune est plus foncée.

La peau jaunie par l'acide sulfurique blanchit et se décolore très-promptement au contact de l'eau chargée de tannin.

Expérience 2. — Sur un lambeau de peau disposée en godet de trois centimètres de diamètre et de un centimètre de profondeur, je verse dix gouttes d'acide sulfurique concentré : au bout de quelques minutes, la rétraction de la peau est telle que le godet n'existe plus et que l'acide se répand au dehors. La température s'est élevée, la dessiccation est très-lente à se produire ; mêmes résultats que pour l'expérience I.

a). Je répète la même expérience en ayant soin de ménager un godet plus profond. Même élévation de température, même rétraction de la peau, mais l'acide reste contenu dans le godet pendant plusieurs heures, le liquide ne se répand au dehors que lorsque le volume de l'acide a plus que doublé.

Pendant trois jours la rétraction se maintient, la peau imprégnée d'acide reste ferme, tendue, résistante, sauf une légère coloration brune ; elle ne paraît avoir subi aucune altération.

Quelques jours après, elle est affaissée, très-dépressible, moins élastique, le godet s'est reformé petit à petit. Au bout d'un mois, elle n'offre pour ainsi dire plus de consistance, elle est friable, la réaction acide du liquide qui l'imprègne est toujours très-manifeste, la couleur est devenue brun-noirâtre.

Un mois plus tard, le lambeau a conservé sa forme, mais le fond du godet s'est fendillé ; la peau s'est extraordinairement amincie, il est impossible de la toucher sans la déchirer.

L'épiderme ne paraît pas détaché : mis avec précaution dans de l'eau, la couleur du lambeau se modifie presque aussitôt, à la surface apparaissent des reflets blancs opalins.

Au bout de dix minutes, la couleur blanche est plus accusée, mais la peau a perdu encore de sa consistance : elle se résout sous le doigt en une masse poisseuse, blanche, opaline.

Au bout de vingt-quatre heures de macération, la partie centrale du godet a disparu, aux parois du vase sont accollées des cellules épidermiques, ce qui reste du fragment de peau est devenu entièrement blanc, laiteux, sans forme et sans consistance.

b). Je répète avec plus de soin la même expérience, l'acide ne s'est pas répandu au dehors. Après un contact de trois jours, lorsqu'il m'a semblé que le volume du liquide n'augmentait plus, j'ai pu observer l'action de l'acide différente suivant le degré de concentration.

La coloration brun-noirâtre est plus prononcée au fond du godet et va en s'affaiblissant par dégradations successives pour devenir à peine sensible sur les bords.

Tandis que les bords du godet ont pu sécher, le fond reste humide, dépressible, friable, et j'observe la même série de phénomènes que dans l'expérience précédente. (*a*)

Environ deux mois après le début de l'expérience, je fais macérer dans de l'eau le lambeau de peau. Au bout de 24 heures, l'eau a perdu sa transparence ; elle tient en suspension des corpuscules blancs, des lamelles d'épiderme adhèrent aux parois du vase. On peut distinguer trois zones bien distinctes sur le fragment de peau.

La partie centrale qui était le fond du godet a disparu ; il n'en reste que des filaments blancs, visqueux, qui flottent dans le liquide : Autour, une sorte de bourrelet blanc, épais, élastique mais sans grande résistance, adhère à une zone dans laquelle la peau semble avoir résisté à l'action de l'eau, elle est dure, presque coriace ; la couleur blanche moins prononcée n'est que superficielle. Une coupe montre cette partie de la peau plus résistante, elle n'a pas augmenté de volume, on retrouve dans son épaisseur la coloration jaunâtre signalée avant la macération. Cette zone avait pu sécher, mais incomplétement.

Enfin, les bords sont blancs, épais, souples, avec tous les caractères de la peau qui a macéré, l'épiderme se détache facilement, la coloration jaunâtre a disparu complétement.

EXPÉRIENCE 3. — Dans un tube à expérience, je soumets à l'action de vingt-cinq gouttes d'acide sulfurique concentré un petit fragment de peau présentant une surface de un demi centimètre carré environ : je ferme le tube avec un bouchon.

Au contact de l'acide, le fragment de peau se crispe et se recouvre de petites bulles gazeuses.

En même temps, la température s'élève.

La coloration de la peau se modifie : Elle devient d'abord jaune, puis brunit successivement pour devenir couleur jus de réglisse au bout de douze heures ; l'acide a suivi les mêmes changements de coloration.

Si l'on dispose convenablement le fragment de peau, on peut suivre l'action de l'acide.

L'épiderme blanchit, se gonfle, se détache et adhère aux parois du tube. La couche papillaire devient presque aussitôt jaune-brun. Il en est de même du tissu cellulaire sous-cutané. Au milieu, le derme lui-même rest blanc et les changements de coloration se produisent sur lui plus lentement, avec moins d'intensité. En même temps que le volume a triplé, la transparence est devenue très-grande.

Au bout de 12 heures, le fragment de peau est lavé à grande eau, il blanchit presque instantanément à la surface et après quelques heures de macération dans l'eau, il a perdu sa couleur noirâtre.

L'épiderme se détache par écailles, la couche papillaire est blanche, le derme demi-transparent jaunâtre, ferme, élastique. Le tissu cellulaire sous-cutané également blanc reste friable, se transforme sous le doigt en gelée poisseuse.

Expérience 4. — En me plaçant dans les mêmes conditions que dans l'expérience précédente, je fais intervenir l'action de la chaleur en chauffant avec précaution le tube à la lampe à alcool.

En moins de cinq minutes, sans qu'il soit possible de suivre les détails à cause de la rapidité de l'action, le fragment de peau est dissous dans l'acide, le liquide est visqueux et fortement coloré en noir avec des reflets rougeâtres. Quelques lamelles épidermiques ont seules résisté et restent adhérentes aux parois du tube.

Si j'ajoute à ce liquide de l'eau froide en grande quantité, la couleur noire disparaît successivement, en passant par le brun foncé et le jaune, elle finit par devenir blanche, opaline, tenant en suspension des particules excessivement ténues.

Ce liquide, chauffé à l'ébullition, redevient parfaitement limpide; le même résultat est obtenu, si l'on neutralise l'acide à l'aide d'une solution d'ammoniaque.

Quelques centigrammes de tannin rendent la liqueur encore plus blanche et plus trouble; on voit flotter de nombreux flocons blancs qui restent à la surface et jaunissent.

D'après Pelouze et Frémy, une combinaison a lieu entre la gélatine qui s'est formée et le tannin, semblable à celle qui se produit en grand dans le tannage des peaux.

Ces réactions sont caractéristiques de la formation de la gélatine.

On pourrait démontrer que le liquide blanc contient encore de la leucine et du sucre de gélatine, mais je n'ai pas poussé plus loin mes recherches.

La coloration noirâtre qui s'observe dans ces dernières expériences, et qui siége d'abord sur la couche papillaire et le tissu cellulaire sous-cutané, est due à la transformation gélatineuse. Telle est en effet la couleur de la gélatine impure qui se trouve dissoute à la faveur de l'acide sulfurique.

C'est cette réaction qui rend compte des divers changements

de couleur que j'ai signalés, changements qui peuvent aller du jaune à peine sensible au brun noir.

Sappey signale sans l'expliquer cette coloration brune du corps muqueux sous l'influence de la macération dans l'eau acidulée.

Des faits analogues ont été observés par Ch. Robin. « L'acide sulfurique très-étendu gonfle et rend translucide le tissu lamineux chauffé quelques instants dans ce liquide, et cela sans qu'il attaque notablement les capillaires et les globules rouges qui les remplissent... » Si l'on soumet pendant vingt-quatre heures un fragment de tissu lamineux à l'action de l'acide sulfurique étendu, on le verra se dissoudre à la température de 35 ou 40 degrés et prendre l'aspect d'une colle. » (Traité du microscope, p. 292).

Voilà l'interprétation qu'il propose pour expliquer ces phénomènes : « Agissant à la façon de l'acide acétique, l'acide sulfurique étendu modifie les substances organiques azotées de telle façon qu'il les rend aptes à fixer une grande quantité d'eau : celle-ci auparavant ne les pénétrait pas, et après cette action chimique, elle les hydrate comme dans le cas d'hydratation de la silice gélatineuse et d'autres composés encore, mais sans les dissoudre. Longtemps la transparence acquise alors par les couches et les faisceaux fibrillaires ou striés du tissu lamineux et de la fibrine a fait croire à la dissolution de ces corps; il faut l'intervention de la chaleur porté au degré de l'ébullition pour que de l'état d'hydratation, la substance ramollie arrive à l'état de liquéfaction plutôt même qu'à celui de dissolution proprement dite. »

Je ne puis admettre ces vues théoriques. On peut voir, expérience 3, que l'acide concentré produit très-rapidement le phénomène de gonflement et de translucidité sur le derme lui-même, et cela sans qu'aucune substance puisse fournir l'eau nécessaire pour cette hydratation, comme le suppose M. Robin. De plus, si l'on ajoute de l'eau en abondance, on ne voit pas que l'augmentation de volume observée déjà devienne plus appréciable.

L'examen microscopique confirme ces résultats :

EXPÉRIENCE 5. — Quand on fait agir l'acide concentré sur de petits fragments de tissu cellulaire sous-cutané, on voit le petit fragment commencer par se raccornir, puis il devient transparent et se couvre de petites bulles gazeuses, et quand on l'examine à un fort grossissement, on constate que les fibres du tissu conjonctif se sont transformées en boyaux transparents composés de petites masses fragmentées, le tout très-mou et facile à détruire. Les fibres élastiques sont conservées et isolées.

Si l'action de l'acide sulfurique est longtemps prolongée, aucune partie de tissu ne résistera, les fibres élastiques elles-mêmes seront à leur tour transformées en gélatine.

EXPÉRIENCE 6. — Quand on prend un lambeau de la surface de la peau comprenant la couche papillaire et l'épiderme et qu'on fait agir l'acide, on voit le même raccornissement que dans l'expérience précédente, puis une transparence du lambeau, qui se couvre de petites bulles gazeuses. La couche papillaire est séparée d'avec les couches épidermiques et alors les papilles sont libres et faciles à étudier.

Les papilles sont transparentes; on n'y distingue pas d'éléments cellulaires, mais les vaisseaux s'y montrent sous forme de canaux réfringents sur lesquels on ne distingue pas non plus les éléments anatomiques.

Quant à la surface épidermique, les cellules sont gonflées, non séparées, et très-faciles à voir.

L'action de l'acide concentré sur l'épiderme reste obscure, les expériences directes sont difficiles. Quelques auteurs pensent que l'acide dissout l'épiderme. — Voilà l'opinion de Robin : « il gonfle d'une manière remarquable les cellules épidermiques et rend leurs noyaux très-pâles, il les dissout tout à fait. » L'observation microscopique montre que l'épiderme se gonfle et se détache. Dans les expériences 3 et 4, j'ai dit qu'un certain nombre de cellules épidermiques détachées adhéraient aux parois du vase.

Je pense qu'à la température ordinaire, cette liquéfaction n'a pas lieu, et comme preuve je citerai le résultat négatif obtenu par l'application de l'acide sulfurique concentré sur les verrues et autres tumeurs épidermiques. On peut, sur une de ces tumeurs, maintenir appliqué pendant un temps très-long de l'acide concentré, en ayant le soin de protéger les parties voisines, sans produire aucune effet appréciable.

Théophile Anger et Legros, étudiant l'action de divers caustiques, ont fait sur des chiens des expériences extrêmement curieuses : ils ont injecté de l'acide sulfurique de Nordhausen dans différentes parties du corps. Ces expériences sont rapportées dans la thèse d'agrégation de M. Théophile Anger (De la cautérisation). J'y trouve la confirmation des résultats que j'ai obtenus relativement à l'action de l'acide sulfurique sur le tissu conjonctif : Expériences 3, 4, 7 « le tissu cellulaire intermédiaire aux faisceaux et aux aponévroses a complétement disparu, comme s'il eût été liquéfié, puis résorbé...

» Les fibres musculaires momifiées sont remarquables par la facilité avec laquelle elles se dissolvent, tout le tissu conjonctif intermédiaire aux fibrilles et aux faisceaux a été dissous et résorbé. »

Les fibres élastiques du tissu conjonctif résistent plus longtemps à l'action de l'acide ; le premier résultat est la contraction, la crispation que j'ai déjà signalée.

La disposition des muscles peauciers n'est pas la même chez l'homme que chez les animaux : chez l'homme, loin de doubler la peau, ces muscles viennent seulement y prendre une insertion : je dois dire un mot de l'action de l'acide sulfurique sur les fibres striées. Philipeaux, Anger, ont étudié cette action, je suis arrivé au même résultat en expérimentant sur la peau du cou d'un poulet. Voici d'après Anger ce que l'on observe : « Les muscles semblent comme disséqués et leurs enveloppes aponévrotiques ont complétement disparu... » Les fibres musculaires offrent une coloration grisâtre exactement semblable à celle de la viande bouillie et cuite. Ces fibres ne sont nullement isolées des fibres saines et rouges avec lesquelles elles se continuent, elles sont remarquables par la facilité avec laquelle elles se dissolvent. »

J'emprunte encore à la même thèse le résultat de l'action de l'acide sur les nerfs (Anger, expérience 3) :

« Aux deux extrémités supérieure et inférieure de la momification, on aperçoit les bouts libres du nerf sciatique, qui a complétement disparu ; aucun vestige de ce cordon nerveux n'existe au niveau de l'eschare : il a déjà été reséqué par le caustique comme s'il l'eût été par le bistouri. »

Il a déjà été question des vaisseaux. L'action de l'acide sur les glandes sébacées et sudoripares peut se déduire de l'action exercée sur leurs éléments.

L'action de l'acide sulfurique sur le tissu adipeux est bien démontrée : il dissout l'enveloppe des cellules adipeuses et agit sur la graisse qu'elles renferment, en produisant la saponification acide qui lui est spéciale.

Après ces études préliminaires, dans lesquelles je crois avoir démontré que l'acide sulfurique concentré ne carbonise pas les tissus ; que la couleur noirâtre qui résulte de son action prolongée n'est pas due à la mise à nu du carbone, mais à une transformation gélatineuse qui permettra de considérer l'action produite comme une sorte de coction, j'arrive à l'étude des diverses pâtes au moyen desquelles l'acide sulfurique peut être employé comme caustique.

De nombreuses substances ont été proposées pour former,

avec l'acide sulfurique concentré, une pâte caustique. Elles peuvent être ramenées à deux types :

Premier type. — La pâte est formée par le mélange de l'acide avec une substance qu'il n'attaque pas : poudre de charbon (caustique carbo-sulfurique), noir de fumée (caustique noir de Ferrand), amiante en poudre, plâtre, etc.

Deuxième type. — L'acide forme, avec les poudres végétales, une combinaison chimique qui se manifeste par une élévation considérable de température au moment de sa fabrication, et des changements de coloration successifs allant jusqu'au noir : poudre de safran (caustique sulfo-safrané ou de Velpeau), poudre de guimauve, de réglisse, de lycopode, sciure de bois, etc.

J'ai expérimenté la plupart de ces pâtes; trois seulement m'ont semblé devoir être préférées : c'est, dans le premier groupe, le caustique noir et la pâte carbo-sulfurique, et dans le second, la pâte sulfo-safranée.

Ferrand donne la proportion suivante pour la préparation du caustique noir :

Noir d'ivoire ou de fumée, deux parties ;

Acide sulfurique concentré, six parties.

D'où il faut conclure, ajoute-t-il, que pour une même application de trois ou quatre millimètres d'épaisseur, le caustique noir contient le double d'acide que le safrané.

Dans la pâte carbo-sulfurique préconisée par Ricord et Fournier, la proportion d'acide est un peu plus faible. Ricord, (Leçons sur le chancre), se contente de dire : « Acide sulfurique uni au charbon dans les proportions nécessaires à une pâte demi-solide. » Cette proportion est environ de deux de charbon pour quatre d'acide.

Velpeau donne ainsi le mode de préparation du caustique sulfo-safrané : On mêle, dans un mortier de verre, l'acide et la poudre par trituration, de manière à obtenir une pâte homogène, qui deviendra bientôt d'un beau noir d'anthracite; deux parties d'acide et trois parties de safran donnent une pâte d'une bonne consistancè et ayant l'aspect d'un cirage épais.

Il est à remarquer que, dans toutes ces préparations, une action chimique se produit; l'élévation de température qui en est la preuve est très-appréciable pour le caustique noir, à peine sensible pour la pâte carbo-sulfurique, et considérable pour la pâte sulfo-safranée. De plus, au contact de l'acide, le safran prend une couleur bleue qui devient de plus en plus foncée, jusqu'au noir. On ne peut admettre non plus que la carbonisation du safran soit entière. Cette carbonisation, considérée comme fort douteuse par Pelouze et Frémy, est, dans tous les cas, fort incomplète. Il n'est pas rare de trouver à la surface des eschares des parcelles de safran, qui conservent leur couleur et leur odeur.

La différence d'action entre ces caustiques est extrêmement légère. On peut dire, toutefois, que la pâte carbo-sulfurique semble douée de propriétés plus énergiques. En seconde ligne, je placerai le caustique noir, et enfin le caustique de Velpeau.

Les expériences ont été faites successivement avec les diverses pâtes dont je viens de parler; les résultats comparatifs ne méritent pas d'être signalés.

EXPÉRIENCE 7. — *a*). Une des extrémités d'un cylindre creux en liége est fermée par un lambeau de peau grand comme une pièce de 2 francs : Je fais flotter ce cylindre sur de l'eau colorée par la teinture de tournesol : la face interne de la peau est en contact avec le liquide; sur la face externe ou épidermique, j'applique gros comme une lentille de pâte sulfosafranée.

Au bout d'une heure, la pâte est devenue plus liquide, et s'est étendue en conservant la forme qui lui a été donnée.

Le tournesol a rougi, ce qui prouve que l'acide a traversé les tissus.

Le lambeau de peau examiné en ce moment ne présente pas d'autre altération que dans l'expérience 1 ; toutefois, la translucidité est moins appréciable à cause de la coloration jaunâtre due au safran, dont il est difficile de débarrasser complétement le lambeau par le lavage.

b). Dans l'expérience précédente, le liquide coloré par le tournesol était à la température ordinaire ; si je répète la même expérience, en ayant soin de maintenir à 30 degrés environ la température du liquide coloré, l'action du caustique est beaucoup plus rapide : au bout d une demi-heure la teinture de tournesol a rougi. La consistance de la pâte n'a pas diminué, son volume n'est pas augmenté, la coloration, la translucidité sont les mêmes que dans l'expérience précédente.

Je fais sécher ces deux lambeaux après les avoir lavés. La dessiccation est complète et rapide. La coloration jaune que j'attribue au safran reste appréciable.

En employant la pâte carbo-sulfurique au lieu de la pâte sulfo-safranée, il est plus facile de constater que la coloration de la peau n'est pas modifiée et que la transparence seule s'est produite. En traitant le lambeau de peau par l'eau chargée de tannin, on n'obtient pas de changements de coloration.

Expérience 8. — En me plaçant dans les mêmes conditions que précédemment, si je laisse l'action de l'acide se prolonger plus longtemps, j'observe :

a). Le liquide étant à la température ordinaire, pendant la première heure, rien à signaler, le tournesol rougit. Au bout de 12 heures, le volume de la pâte a plus que doublé, la consistance a beaucoup diminué, elle est devenue semi-fluide, tremblottante, la forme est restée globuleuse. Une auréole de liquide brun entoure la pâte, qui n'est pas désagrégée.

Trois jours après, le liquide a disparu, la pâte s'est affaissée, elle prend de la consistance et tend à sécher. La dessiccation est complète au bout de huit jours.

Dès que la tendance à la dessiccation est devenue bien manifeste, j'arrête l'expérience.

b). Le liquide est à la température de 30 degrés. Rien à signaler pendant la première heure, le tournesol a rougi. Au bout de 12 heures, le volume de la pâte caustique ne paraît pas augmenté. La consistance reste la même qu'au début de l'expérience. Même forme. Au bout de 24 heures, la tendance à la dessiccation est devenue très-manifeste. J'arrête l'expérience.

Au bout de huit jours, la dessiccation des deux lambeaux semble complète, la pâte est dure ; la face interne de la peau ne présente aucune altération, la transparence est très-appréciable. La pâte se détache facilement, la peau est colorée en jaune comme dans l'expérience n° 1.

Trois jours après, j'examine de nouveau ces deux lambeaux ; pour le premier, pas de changement, pour le deuxième, les parties en contact avec la pâte paraissent moins secs, il est plus souple, sans toutefois être ramolli.

Je fais macérer ces deux lambeaux dans de l'eau distillée, les phénomènes de macération ne se produisent pas dans les points où la pâte a été appliquée, tandis que les parties voisines sont souples, blanches, gonflées, la peau reste en ce point demi-sèche, sans souplesse, jaune. Ces phénomènes sont bien plus sensibles sur le deuxième lambeau que sur le premier.

Enfin, si je lave les lambeaux avec de l'eau chargée de tannin, la coloration jaune disparaît, la peau est redevenue blanche opaline comme dans l'expérience I (*b*). Pour le premier lambeau, la réaction blanchâtre produite par le tannin est bien plus superficielle.

Si la quantité de pâte est beaucoup plus considérable, et si le contact est prolongé pendant plusieurs jours après la dessiccation, les modifications que subit la peau sont celles que j'ai décrites dans l'expérience 2.

Ainsi se trouve établie l'influence de la température sur la rapidité de l'absorption et de la dessiccation qui en est le résultat ; l'action est d'autant plus profonde que la durée d'application a été plus grande ou que la dessiccation a été plus rapide. De ces dernières expériences résulte encore la démonstration d'un fait très-important, la pénétration de l'acide au travers de la peau par endosmose, en d'autres termes, l'absorption de l'acide par la peau.

Si l'on se place dans les conditions des expériences 7 et 8, on voit que l'endosmose ou l'absorption de l'acide par la peau est rendue bien plus facile d'abord par le contact d'un liquide avec la face interne de la peau, en second lieu par l'élévation de la température du liquide.

L'endosmose qui se produit avec les diverses pâtes peut être démontré également lorsqu'une petite quantité d'acide est placée sur un lambeau de peau, mais l'expérience est plus facile à exécuter avec les pâtes sulfuriques.

Si la quantité de pâte est petite, peu étendue en surface, peu épaisse, l'absorption de l'acide aura lieu et la pâte séchera complétement au bout de très-peu de temps, on rentre alors dans le cas des expériences 1 et 2.

La dessiccation de la pâte ne peut s'expliquer que par l'absorption de l'acide par la peau, absorption activée par le contact avec un liquide et l'élévation de la température.

Si l'on abandonne dans un verre de montre de la pâte sulfosafranée ou carbo-sulfurique à l'action atmosphérique, on voit la pâte augmenter de volume jusqu'à atteindre un volume double et triple. Elle devient semi-liquide, mais conserve sa forme : une sorte d'auréole existe autour d'elle formée par un liquide noirâtre ou jaunâtre suivant la pâte.

On peut attendre plusieurs mois, la dessiccation n'aura pas lieu. Mais si l'on incline le verre de montre de telle sorte que le caustique occupe le point le plus élevé, au fur et à mesure que l'acide sulfurique s'hydrate, le liquide qui diluait la pâte s'écoule vers la partie déclive. La pâte conserve sa forme, et au bout de quinze jours environ, toute action ayant cessé, la dessiccation commence.

Dans sa combinaison avec le safran ou une autre poudre, l'acide sulfurique concentré s'hydrate plus ou moins ; au contact de la peau qu'il pénètre il continue à absorber l'eau qui imprègne les tissus, il absorbe encore la vapeur d'eau de l'atmosphère. Si l'absorption de cet acide ainsi hydraté n'avait pas lieu par la peau, la dessiccation serait impossible. Cette dessiccation, au contraire, devient une preuve de l'absorption de l'acide au même titre que les phénomènes d'endosmose constatés.

De ces données expérimentales on peut conclure d'une façon générale que de l'action de l'acide concentré sur la peau privée de vie résulte :

A la température ordinaire, une plus grande transparence ;

Une coloration jaunâtre ;

Une crispation et une rétraction très-sensible.

Si l'action se prolonge et si l'on fait intervenir l'action de la chaleur :

Le décollement de l'épiderme ;

Une coloration brun foncé ;

La transformation des éléments de la peau en gélatine.

On peut considérer encore comme démontré :

Que l'acide sulfurique concentré pénètre la peau par endosmose et est absorbé par elle ;

Que l'action des diverses pâtes sulfuriques et de l'acide appliqué à l'état liquide sont semblables ;

Que la dessiccation des pâtes sulfuriques peut être obtenue en se plaçant dans des conditions favorables de température et d'absorption.

CHAPITRE II.

Action de l'acide sulfurique sur la peau vivante.

On peut observer trois actions différentes :

1° Action d'une petite quantité d'acide pendant un temps très-court ;

2° Action d'une plus grande quantité d'acide pendant un certain temps ;

3° Action des pâtes sulfuriques.

§ I. — *Action d'une petite quantité d'acide pendant un temps très-court.*

J'emprunte au travail de Legroux (*Bulletin de thérapeutique*, 1852) et à la thèse de Loiseau la description du mode d'application et des effets : L'acide sulfurique qu'emploie M. Legroux est l'acide sulfurique concentré à 66 degrés qu'il étend au moyen d'un pinceau sur les parties qu'il veut cautériser : le pinceau trempé dans l'acide est promené sur les parties que l'on veut cautériser assez rapidement pour ne laisser sur la peau qu'une légère humidité. Une autre précaution bien autrement importante consiste à absterger avec un peu de charpie ou de ouate la traînée de caustique, de façon à n'avoir qu'une cautérisation superficielle.

Les effets de cette cautérisation sont les suivants :

Sur la ligne touchée par le pinceau, l'épiderme blanchit ou jaunit légèrement, s'affaisse et se parchemine. Une vive rougeur, qui disparaît dans l'espace de quelques heures, borde les parties cautérisées. L'épiderme parcheminé prend une teinte jaunâtre qui brunit ensuite, il se retracte, se fendille et se détache au bout de deux ou trois septénaires, en laissant sous lui une surface d'un brun jaunâtre qui se décolore peu à peu.

Une assez vive douleur accompagne cette cautérisation ; sa durée varie de quinze à vingt minutes à une ou plusieurs heures.

Quelle a été dans ce cas l'action du caustique ?

On peut admettre que les couches épidermiques superficielles ont subi l'altération que j'ai constatée dans l'expérience 6 : « les cellules sont gonflées, non séparées, très-facile à voir. »

En produisant ce résultat, l'acide en très-petite quantité s'hydrate aux dépens de l'eau qui lui est fournie par l'épiderme, il pénétre plus profondément, mais déjà considérablement affaibli, il est absorbé sans avoir pu produire d'autre effet qu'une vive irritation du corps papillaire, dont le résultat est l'inflammation qui ne tarde pas à se manifester.

Cette inflammation a un caractère spécial qui se retrouve dans les cautérisations par l'acide sulfurique. Loiseau et Legroux l'ont signalée, « l'épiderme est sec, nullement soulevé par la sérosité. » Ne peut-on pas supposer que l'acide sulfurique, trop affaibli pour être encore caustique, a agi par ses propriétés astringentes sur les tissus qu'il a pénétrés, sur les fibres élastiques et sur les vaisseaux et, non-seulement s'est opposé ainsi à l'exhalation de la sérosité, mais encore a produit un véritable retrait du sang, cause de la coloration blanche qui se produit comme premier phénomène. Cette rétraction des vaisseaux et la coloration blanche qui en est la conséquence, dure peu, elle est bientôt remplacée par une vive rougeur inflammatoire.

Mais alors, objectera-t-on, pourquoi les autres phénomènes de l'inflammation ne sont-ils pas également supprimés?

En étudiant l'action des pâtes sulfuriques, je démontrerai

que tous les phénomènes inflammatoires peuvent être supprimés, bien que le résultat obtenu soit une destruction de toute l'épaisseur de la peau.

J'admets cette action astringente, mais dans ce cas elle n'a pas été assez prolongée, l'apparition des phénomènes inflammatoires se trouve seulement retardée.

Dix minutes environ s'écoulent avant que la rougeur se manifeste.

Je n'ai pas constaté de transparence plus grande ; la coloration jaune et brune qui se produit successivement s'explique par le desséchement graduel qui a lieu.

La cicatrisation se fait par desquamation, sans suppuration ; la cicatrice est jaune rougeâtre ; cette coloration persiste quelquefois pendant un temps assez long.

Si l'on ne se conforme pas rigoureusement aux préceptes formulés par Legroux pour l'application de l'acide sulfurique, si l'on emploie une plus grande quantité d'acide, ou si l'on néglige de l'absterger avec soin, l'action du caustique est un peu plus profonde, les phénomènes inflammatoires atteignent un haut degré d'intensité.

La douleur est extrêmement vive, les malades la comparent à celle que produirait un fer rouge ; elle peut se prolonger au delà de vingt-quatre heures : l'auréole rouge est bien plus étendue.

La suppuration est la règle à peu près constante : un malade traité pour une sciatique par une cautérisation trop profonde, présentait plus de deux mois après, des ulcérations non encore cicatrisées.

Chez le malade qui fait l'objet de l'observation V (thèse de Loiseau), la cautérisation produisit au creux du jarret une ulcération qui fut longue à se cicatriser et qui rendit la marche difficile longtemps après la guérison.

§ II. — *Action d'une certaine quantité d'acide pendant un temps plus ou moins long.*

Avant de commencer cette étude, il est nécessaire de connaître l'action de l'acide sulfurique sur le sang.

Ferrand a expérimenté l'action sur le sang de l'acide sulfurique à divers degrés de concentration. Ces résultats concordent avec ceux de Winsbach ; l'action sur l'albumine est bien étudiée. J'accepterais sans réserve ces résultats conformes à ceux que j'ai obtenus, mais je dois déclarer que là encore je n'ai observé rien qui pût être considéré comme une carbonisation.

EXPÉRIENCE 9. — Examen microscopique d'une gouttelette de sang frais soumis à l'action d'une goutte d'acide sulfurique concentré.

Les globules qui sont en contact avec l'acide présentent des altérations en godets, des parties claires et finissent par se dissoudre. La fibrine est coagulée, et dans d'autres points de la préparation, on voit les globules rouges en contact les uns avec les autres se fondre en une masse rouge qui se fragmente finement, comme dans le cas de dessiccation pure et simple de ce liquide.

D'après Ferrand, l'acide sulfurique étendu de vingt ou trente parties d'eau donne avec l'albumine de l'œuf un coagulum pâteux assez mou d'abord et dont la consistance augmente si l'on met un excès d'acide.

Si l'on fait agir sur un excès de sang frais une très petite quantité d'acide sulfurique, le sang prend une consistance de sirop épais ou même de gelée : il devient rouge cerise.

« Nous pouvons affirmer d'après nos expériences, dit Anger, que sur le vivant, le caillot est noir, solide, assez adhérent pour oblitérer la crurale d'un chien. La coagulation du sang est immédiate. »

La démonstration est complète et ne peut laisser aucun doute (voir les expériences 3, 4, 7, dans la thèse d'Anger).

Les observations complètes et détaillées de brûlures par l'acide sulfurique concentré font défaut.

La description des brûlures faites avec l'acide du commerce n'est pas suffisamment détaillée dans les traités de médecine légale ; j'emprunte à la thèse de Bonnefin la seule observation à peu près complète qu'il m'a été possible de trouver ; encore y cherche-t-on en vain la parallèle entre la brûlure accidentelle causée par l'acide sulfurique, et l'action du caustique sulfo-safrané.

OBSERVATION. — *B., 28 ans, entre le 2 février à la Charité, salle Sainte-Vierge.*

Cet homme, que j'avais déjà eu l'occasion d'examiner il y a quelques mois, dans le même service, pour une tumeur de nature cancéreuse à la région frontale droite, laquelle tumeur fut traitée et guérie par une application de caustique sulfo-safrané, est entré encore une fois pour deux tumeurs de même nature.

Le caustique sulfo-safrané fut appliqué hier matin à 9 heures et demie sur la tumeur de l'épaule ; comme la consistance de la pâte était un peu liquide, M. Velpeau recommanda bien de veiller à ce qu'elle ne fusât pas au delà. Toujours est-il que l'acide sulfurique alla plus loin. Cet homme, très-courageux, qui peut du reste en parler, ayant eu il y a neuf mois la même application de caustique au front, nous dit que de 11 heures à quatre heures il a énormément souffert ; il attribuait la douleur à son mal, ignorant qu'elle tenait en partie à ce que le caustique, ayant fusé sur la peau saine, y exerçait son action désorganisatrise avec violence.

Ce matin on constate :

·La tumeur présente un énorme champignon noir, sec, et avec crevasses. Rougeur diffuse à la partie supérieure de ce champignon ; mais, au-dessous de la masse morbide, sur les parties déclives, on constate une eschare de sept centimètres sur huit, dure au toucher, d'un jaune fauve nuancé de brun, ayant l'aspect de ces peaux de tambour qui ont beaucoup servi, au voisinage du centre où l'on bat.

A la limite de cette plaque, existe un feston étroit d'un blanc mat et de suite au delà de ce feston une zone carmin vif festonnée comme la bande blanche interne, mais ayant une largeur triple. La pointe du canif appuyée fortement sur cette eschare éprouve beaucoup de résistance à pénétrer; la sensation n'en est point perçue, tandis que, à moins de un milimètre de la zone carmin, le simple attouchement de la pointe est vivement accusé. L'action de l'acide sulfurique a été lente mais continue. C'était de l'acide sulfurique pur, le safran était demeuré sur la tumeur. C'est à peine si cet homme a pu dormir. Pouls 90. On graisse la surface avec la pommade au précipité blanc.

Le 6. Ne souffre plus depuis hier, se trouve bien, la masse morbide n'est plus qu'un champignon noir à crevasses profondes, sec; au-dessus de chaque côté, eczéma dartreux avec plaques sèches.

Voyons la brûlure :

Plaque unie, plus déprimée que la peau voisine, de consistance ligneuse ou de corne fondue, d'une nuance plus sombre qu'avant-hier ; unie au toucher, ressemblant beaucoup à une plaque épaisse de colle à bouche brune et blonde vers la périphérie et d'une insensibilité complète.

A la périphérie, une bande étroite d'un blanc jaunâtre, plus large que le premier jour où elle était blanche, également insensible à la piqûre, enfin, une bande étroite ou auréole festonnée dans un beau carmin. En dedans de cette auréole, insensibilité complète à la piqûre, à moins de un milimètre en dehors, hyperesthésie.

Le 9. L'eschare a une teinte plus foncée ; la bande periphérique, d'abord d'un blanc mat, puis jaune pâle, est devenue brune. Même état d'insensibilité et d'hyperesthésie.

Le 11. Aucune modification appréciable, ne souffre nullement, retourne chez lui où ses intérêts l'appellent, reviendra après la chute de l'eschare.

15 mars. L'eschare serait tombée seulement avant-hier soit au bout de 38 jours. On constate une place déprimée avec bourgeons du volume d'un grain de chenevis de couleur grise et rouge brique, entourée d'une bande étroite d'un rouge vif; au delà le tégument normal. Quant à la tumeur elle repullulle avec énergie.

Le 21. La plaie est belle, presque de niveau, liseré périphérique carmin vif de trois millimètres au delà, tégument normal.

Le 15 avril. Cet homme est encore dans le service après avoir subi divers traitements, et finalement enlèvement de la masse morbide avec le bistouri et celle de l'aisselle avec l'écraseur.

J'ai pu suivre jour par jour l'action de l'acide sulfurique dans un cas qui présente avec le précédent quelques analogies.

OBSERVATION 1. — *Mlle X., 20 ans, à Rueil.*

Porte depuis l'âge de six ou sept ans une tumeur située sur le bord cubital du bras droit, sur l'origine de laquelle la malade ne peut fournir aucun renseignement précis. La tumeur grossit très-lentement, depuis deux mois environ elle semble croître plus rapidement. La malade se trouve gênée lorsqu'elle veut écrire, c'est ce qui la détermine à demander l'opération.

La tumeur est grosse comme un petit œuf, divisée en trois lobes, située sur le bord cubital de l'avant-bras au tiers inférieur. Base large, mobile ; les contractions de muscles sous-jacents ne déterminent aucune modification dans la tumeur ; elle est irréductible.

La peau est mince, parcourue par de nombreux vaisseaux, la sensibilité n'est pas modifiée, pas de transparence, on perçoit une sorte de fluctuation obscure. Exposée à l'air, à l'impression du fond ou malaxée entre les doigts, la tumeur durcit, prend une teinte violacée et semble augmenter de volume. Le diagnostic ne peut être être établi d'une façon précise : C'est un lipome ou une tumeur érectile ou une combinaison de ces deux genres de tumeurs. Les parois sont bien limitées, la tumeur est mobile dans tous les sens, on peut espérer que l'énucléation en sera facile.

26 décembre. A cinq heures du soir application de la pâte sulfo-safranée. Largeur un centimètre, longueur quatre centimètres.

Au bout de dix minutes, douleur assez vive qui va en s'affaiblissant. La pâte fuse, il est nécessaire d'étancher avec de la ouate deux ou trois gouttes de liquide brun qui coulaient. Pas de rougeur, pas d'inflammation, sauf sur le point par où le liquide fusait. Il s'est fait là, sur une étendue de deux centimètres carrés une brûlure semblable à celle que j'ai déjà décrite et qui n'a rien présenté de spécial.

Trois heures après, la douleur a cessé, la pâte est demi-sèche, elle a pénétré profondément. La peau semble avoir été coupée à l'emporte-pièce. Un petit liseré blanc d'un demi-millimètre de largeur s'étend tout autour du caustique.

Deux heures après, la déssiccation n'était pas complète, le malade se met au lit après avoir enveloppé son bras dans une compresse.

27 décembre. La pâte s'est détachée dans la nuit, la tumeur présente l'aspect suivant :

Sur les points d'application du caustique, la peau est extrêmement transparente, blanche, vitreuse, tendue, résistante, non soulevée par de la sérosité : on aperçoit au travers les parties profondes colorées en rouge-brun avec des îlots noirs, la couleur rouge ne persiste que quelques heures et passe au noir.

Tout autour, la peau saine, sans liseré rouge, forme un petit bourrelet. Le volume de la tumeur est le même.

28 décembre. La coloration des couches profondes est devenue plus foncée et la peau commence à perdre sa transparence.

30 décembre. L'eschare est devenue presque entièrement opaque, elle est dure, cornée; un petit liseré d'élimination se forme sur les bords ; autour, la peau a rougi un peu.

3 janvier. Même aspect. Le liseré d'élimination est plus accusé, pas de traces d'inflammation. Autour, la peau a pris dans une étendue de un centimètre une coloration rouge brique.

21 janvier. Chute de l'eschare qui n'adhère pas à la tumeur, on trouve au-dessous une surface blanche, lisse, baignée de lymphe plastique.

L'énucléation de la tumeur est difficile ; chaque tentative donne lieu à un écoulement de sang très-abondant; devant cette difficulté, M. Chairou renonce à l'énucléation et se décide à détruire la tumeur sur place avec la pâte au chlorure de zinc.

Quatre applications de caustique ont été nécessaires, et la malade a parfaitement guéri. Je dois noter toutefois la douleur extrêmement vive causée par la première application de la pâte de Canquoin, infiniment plus vive que la douleur causée par la pâte sulfo-safranée et d'une durée bien plus longue.

A la chute de la première eschare de la pâte au chlorure de zinc, on découvre des concrétions fibrineuses incrustées de sels calcaires, ce sont des corps hordéiformes semblables à ceux qui se rencontrent dans es kystes synoviaux.

L'eschare provenant de la pâte sulfo-safranée a été examinée au microscope :

L'eschare comprend toute la peau.

Les glandes sudoripares, sébacées, les papilles, la couche épidermique sont reconnaissables et ne semblent avoir subi d'autre altération que celle provenant de la dessiccation

Les vaisseaux sont pleins de sang coagulé. A la face interne on remarque des concrétions noirâtres. Elles sont formées par du sang coagulé contenu dans des vaisseaux appartenant au plexus vasculaire sous-cutané. Nulle part on ne découvre de globules de pus.

Les applications de pâte de Canquoin ont dépassé les limites de la première eschare. La cicatrice est dure, rouge, plissée, analogue aux cicatrices de brûlures qui ont longtemps suppuré ; mais elle ne peut être imputée à la pâte sulfurique.

Je rapporterai plus loin une nouvelle observation de tumeur du poignet, pour laquelle l'application de la pâte sulfo-safranée a donné lieu à des phénomènes analogues.

Il est possible de suivre l'action de l'acide concentré et de se rendre compte de la formation de l'eschare ; toutefois, dans les observations que je rapporte, ce n'est pas l'acide concentré à 66 degrés qui agit, c'est un acide plus ou moins hydraté. Sauf dans les premiers instants de son application, il est impossible de se trouver, même théoriquement, dans le cas de l'acide concentré, le premier effet de l'acide concentré étant de s'hydrater aux dépens du corps avec lequel il est en contact.

La douleur ne se manifeste qu'au bout de cinq ou six minutes ; c'est une sensation de picotement qui atteint très-rapidement un degré aigu, les malades la comparent à des milliers de piqûres d'épingle. Cette période aiguë dure peu de temps, la douleur ne tarde pas à décroître pour être complétement supprimée au bout de deux ou trois heures environ.

L'absence si remarquable de réaction inflammatoire peut être attribuée à l'action de l'acide sulfurique étendu sur les fibres élastiques en général.

Dans le paragraphe premier, les phénomènes inflammatoires sont simplement retardés, l'action n'a pas été prolongée pendant un temps suffisant ; mais déjà se trouve supprimée l'exhalation séreuse qui accompagne la plupart des brûlures superficielles. Ici, tous les autres signes manquent ; c'est, je le répète, grâce à l'action astringente longtemps continuée sur les vaisseaux et les fibres élastiques. Les premiers phénomènes d'hyperémie, la distension des vaisseaux en forme de cylindre ou de renflements fusiformes et ampullaires ne peuvent se produire ; on doit conclure que les exsudations séreuses, fibrineuses, l'induration, la suppuration qui en sont la conséquence feront défaut. C'est ce qui a lieu.

Il est impossible de démontrer directement cette action sur les vaisseaux sans le secours d'expériences sur les animaux ; les expériences d'Anger ne nous apprennent rien sur ce sujet.

Je ne fais que reproduire ici une opinion généralement admise : « l'acide sulfurique dilué (Gubler, Comment. du Codex) est un astringent plus ou moins actif suivant le degré de concentration, produisant la rétraction des éléments histologiques, l'effacement des capillaires et la pâleur anémique des tissus, »

Comme dans le cas précédent, après avoir pénétré les tissus, exercé son action sur les éléments de la peau et sur le sang, l'acide sulfurique, arrivé à un degré convenable d'hydratation, est enfin absorbé.

Je me suis déjà expliqué sur ce que j'entends par cette absorption, les preuves directes qui ont été données pour démontrer l'absorption des caustiques arsenicaux font défaut. Cette absorption est acceptée de tous et considérée comme parfaitement certaine. Après un empoisonnement aigu, dit Casper, j'ai toujours constaté que le sang donnait une réaction acide. « Malgré sa puissante affinité pour l'alcali du sang, l'acide sulfurique, masqué, incarcéré par l'albumine du sérum, parcourt inaltéré le torrent circulatoire, ou du moins il ne se combine que difficilement avec la sonde et parvient en grande partie libre dans les sécrétions acides : urine et sueur. Là, délivré de son enveloppe albumineuse, il ne tarde pas à s'emparer des bases des composés salins que ces sécrétions renferment. Toujours est-il qu'en pareille circonstance l'urine a été trouvée excessivement acide, non assurément par le fait de l'acide sulfurique libre, mais par la mise à nu d'une portion hypernormale des acides plus faibles (urique, lactique), que l'acide sulfurique a déplacés. » (Gubler, Comment. du Codex.)

Si M. Gubler, pour expliquer l'acidité de l'urine, est en droit de supposer que l'acide sulfurique parcourt inaltéré le torrent circulatoire, l'absorption ne saurait à plus forte raison être mise en doute.

Les expériences cadavériques ont montré dans quelles conditions cette absorption avait lieu ; ces conditions se trouvent sur le vivant à un degré éminemment favorable. Au fur et à mesure de leur absorption, de nouvelles portions d'acide pénétreront, l'action caustique de l'acide sera de moins en moins affaiblie et s'exercera successivement sur les divers éléments, et un moment viendra où le degré de concentration sera suffisant pour que la coagulation du sang puisse avoir lieu, dans les papilles d'abord, dans les vaisseaux qui traversent les aréoles du derme et enfin dans le plexus sous-cutané.

La transparence qui se produit, non signalée par les médecins légistes, est due à l'action de l'acide concentré ; l'opacité qui survient ensuite, l'aspect parcheminé, doivent être attribués à la dessiccation.

Je ne m'arrêterai pas à discuter si la transparence des tissus, que je considère comme le premier phénomène annonçant la transformation gélatineuse, a lieu avant ou après la mort de ce même tissu, je crois inutile d'établir des distinctions subtiles, de répéter avec les professeurs de Montpellier cette phrase de Galien : *Nondum mortua est, sed jam moritur;* l'action constatée sur le sang est pour moi le phénomène le plus important, et je considère comme secondaires les autres modifications qui se produisent.

Quelles sont les limites de l'action de l'acide sulfurique appliqué sur la peau?

La pénétration rapide de l'acide, son absorption, l'empêchent de s'étendre, de s'étaler à l'infini, c'est surtout aux dépens des vapeurs atmosphériques qu'il s'hydrate : on peut évaluer qu'il peut occuper une surface double de celle qu'il occupait d'abord.

A l'intérieur, la coagulation du sang indique la limite de l'action caustique, l'irritation, dont le résultat serait l'apparition de phénomènes inflammatoires, est combattue par l'action continue de l'acide sur les vaisseaux et sur les fibres élastiques : cette action se produit dans un rayon très-étendu, puis, enfin, lorsque l'acide a atteint un degré convenable d'hydratation, l'absorption a lieu.

Je traiterai dans le paragraphe suivant de l'élimination des eschares , je répondrai aussi à cette question qui peut être posée : la transformation gélatineuse étant admise, y a-t-il une résorption des tissus ainsi transformés?

Telle est l'action de l'acide sulfurique sur la peau, conforme aux expériences sur les animaux vivants et sur le cadavre, conforme aussi à l'étude comparative des eschares que je ferai plus loin.

En résumé, appliqué sur la peau, l'acide sulfurique s'étale, pénètre les tissus et les rend transparents, laissant apercevoir une surface rouge semée de stries ou d'îlots noirs dus à la coagulation du sang dans les vaisseaux.

Une eschare est formée qui devient promptement sèche, dure et insensible.

La dessiccation augmente de plus en plus, et sous cette influence, la transparence disparaît presque entièrement ; au bout de quelques jours, la peau a pris une teinte jaune foncé et ressemble à de la colle à bouche.

Ces phénomènes ont eu lieu en provoquant une douleur très-vive au début, dont la durée ne dépasse pas trois ou quatre heures.

On n'observe aucune trace d'inflammation, l'élimination de la partie atteinte se fait du sixième au quarantième jour, et la cicatrisation a lieu sans suppuration.

§ III. — *Action des pâtes sulfuriques.*

J'ai montré que, sur le cadavre, l'action des pâtes sulfuriques ne différait pas de celle de l'acide sulfurique appliquée à l'état liquide. Il en est de même sur le vivant : je retrouverai les mêmes transformations que celles que je viens décrire. Comme je l'ai déjà dit, ce n'est plus l'acide concentré qui agit, c'est un acide plus hydraté à un degré variable, suivant la nature de la poudre qui a servi à sa fabrication.

L'action de l'acide n'est pas immédiate, instantanée, quelques minutes s'écoulent avant qu'elle ne se manifeste. L'acide déposé sur la peau s'hydrate aux dépens de la vapeur d'eau de l'atmosphère et de l'eau qui imprègne les téguments avec lesquels il est en contact, il s'étend, il s'étale; il est bien difficile pour ne pas dire impossible de limiter son action. Les avantages que présente l'emploi d'une pâte caustique sont :

1° Une application facile et bien limitée ;

2° L'emmagasinage d'une quantité relativement considérable d'acide qui reste sensiblement au même degré de concentration par suite du peu de surface qu'il présente à l'hydratation par la vapeur d'eau de l'atmosphère ;

3° Enfin, une action successive, continue, longtemps prolongée.

Il ne sera question ici que de la pâte sulfo-safranée, préférée par Velpeau, employée à l'exclusion de toutes les autres par le docteur Chairou. Les expériences cadavériques m'ont prouvé combien l'action des diverses pâtes différait peu ; j'indiquerai, dans la deuxième partie de ce travail, les cas dans lesquels la pâte carbo-sulfurique ou le caustique noir devrait être préféré.

Je dois faire remarquer encore, que, dans toutes les observations que je rapporte, la pâte est appliquée sur la peau qui recouvre des tumeurs de diverses natures. Dans tous ces cas, je considère cette peau comme saine et ne différant pas de celle qui recouvre les parties voisines.

Dans les premiers instants de son application sur la peau, le caustique sulfo-safrané, ayant la consistance d'un cirage épais, n'adhère que difficilement à la peau, il glisse sur elle et on peut, dans certains cas, éprouver des difficultés à maintenir le contact.

Il est facile, avec un peu d'attention et de patience, de venir à bout de cette petite difficulté, qui se présente surtout lorsqu'on applique de très-petites quantités de caustique à la surface de tumeurs peu volumineuses situées sur les paupières ou les ailes du nez.

L'hydratation plus grande du caustique dans les points où il est en contact avec la peau, suffit pour expliquer sa mobilité plus grande et sa tendance à glisser. Au bout de très-peu de temps, deux minutes environ, la pâte tient mieux, mais il faut surveiller encore ; à ce moment, le malade accuse quelques picotements.

Appliqué en proportion convenable, le caustique ne s'étale pas, comme dans le cas précédent, mais sous l'influence des vapeurs atmosphériques, la pâte devient plus luisante. Les petites inégalités de sa surface disparaissent. Je ne puis assurer qu'à ce moment le caustique ne dépasse pas, mais d'une quantité extrêmement petite, les limites primitives : le ramollissement qui se produit n'est que superficiel, on peut se convaincre, en touchant avec le doigt, que la pâte conserve sa consistance primitive.

Pendant quelques instants, l'aspect de la pâte reste le même, la douleur devient de plus en plus vive, et au bout de quinze à vingt minutes, elle a atteint sa plus grande intensité. On voit bientôt la pâte perdre de son brillant, elle devient terne, finement grenue, et par le toucher on constate que sa consistance augmente. La dessiccation commence.

Il est impossible de constater aucune trace de réaction inflammatoire. La douleur me paraît moins aiguë que dans le cas précédent ; sa durée ne dépasse pas deux ou trois heures au plus.

En même temps que la dessiccation se continue, un autre phénomène se produit ; il semble que la pâte pénètre dans l'intérieur de la peau, qu'elle s'y incruste. La tumeur sur laquelle le caustique est appliqué s'affaisse et diminue très-notablement de volume, mais toutes les tumeurs ne présentent pas au même degré cette sorte d'incrustation, elle manque quelquefois complétement.

Cette pénétration de la pâte peut être attribuée à l'action de l'acide sur les fibres élastiques, action comparable à celle qui se produit dans les expériences. Les parties environnantes forment une sorte de bourrelet qui exagère encore l'effet.

Si la couche de pâte employée est trop épaisse, si l'absorption de l'acide est arrêtée ou retardée, si l'action du caustique a été trop vive, trop soudaine, la dessiccation subit un temps d'arrêt ; le caustique fuse.

Cette fusée du caustique se produit d'une façon à peu près constante dans les expériences cadavériques, il est cependant possible de l'éviter en ayant soin de n'appliquer qu'une quantité de pâte extrêmement mince et de favoriser l'absorption en mettant le lambeau de peau en contact avec un liquide chauffé. Comment peut-on se rendre compte de cette fusée du caustique appliqué sur la peau vivante dans des conditions par conséquent extrêmement favorables de température et d'absorption ?

Ce phénomène, un des inconvénients les plus sérieux reprochés aux pâtes sulfuriques, peut se produire si l'on applique une couche très-épaisse de caustique.

En effet, les premières portions d'acide se répandent dans tous les sens en s'hydratant progressivement jusqu'à ce que l'absorption finisse par avoir lieu ; de nouvelles portions d'acide emmagasiné par la pâte, pénètrent successivement conservant un état de concentration toujours à peu près le même. Elles parviennent à une grande distance parce que les tissus qu'elles traversent ne leur fournissent plus qu'une quantité d'eau de moins en moins considérable ; il arrive un moment où l'acide pénétrant les tissus, n'est plus hydraté par eux, la coagulation du sang est complète, la gélatinisation se produit ; ces tissus sont frappés de mort, l'absorption ne se fait plus qu'imparfaitement. Le caustique fuse, parce qu'il s'hydrate aux dépens de la vapeur d'eau de l'atmosphère et que l'absorption est retardée, sinon complétement suspendue.

Elle peut encore se produire, pour les mêmes raisons, lorsqu'une membrane fibreuse, épaisse, une aponévrose, les parois d'un kyste synovial sont situés au-dessous immédiatement d'une peau fine, mince et peu vasculaire.

Les choses se passent comme dans les expériences cadavériques, la pâte caustique reste luisante, elle augmente très-peu de volume sans changer de forme, les parties solides restant agglomérées. On voit autour de la pâte un liquide roussâtre qui forme une sorte d'auréole, ce liquide augmente rapidement de volume, s'étale , et, s'il est sur un plan déclive, se répand au loin ; l'observation de Bonnefin donne un bon exemple de ce qui se produit alors. Dans les observations I, IX, X, le caustique a fusé, mais les effets produits n'ont pas été aussi désastreux, parce que les malades ont eu le soin d'absterger le liquide au fur et à mesure qu'il se produisait.

Cette fusée du liquide n'est pas un inconvénient sérieux, il suffit de surveiller le malade pendant la première heure, ou même, après avoir placé les surfaces cautérisées sur un plan incliné, de recommander d'étancher avec soin les gouttelettes de liquide dès qu'elles paraîtront. Ricord et Fournier font un fréquent usage de la pâte carbo-sulfurique pour la cautérisation des chancres situés soit sur le gland ou le prépuce, soit à l'entrée du vagin ; la fusée du caustique est la règle presque constante, ils se bornent à employer les précautions que j'indique et n'ont jamais observé d'accident sérieux.

On comprend facilement que la fusée de la pâte n'empêche pas l'action du caustique de se produire sur le point où il était appliqué.

C'est la vapeur d'eau de l'atmosphère qui fournit l'eau au moyen de laquelle le caustique fuse. Faut-il tenir compte de l'état hygrométrique de l'atmosphère? Il me paraît très-rationnel de croire à cette influence; toutefois, les faits que j'ai observés sont trop peu nombreux pour qu'il me soit possible de formuler une opinion formelle à cet égard.

Au bout d'une heure d'application environ, la tendance à la dessiccation devient manifeste, la consistance de la pâte augmente de plus en plus; aucun phénomène inflammatoire ne s'observe, la douleur va en s'affaiblissant graduellement, l'action du caustique est terminée, la mortification des tissus avec lesquels il était en contact est achevée, l'eschare est formée.

A la fin du second jour, la dessiccation est achevée, la pâte adhère fortement à la peau; elle est déprimée à son centre et présente une sorte d'excavation. Elle forme une masse noire, dure comme du bois, d'une insensibilité complète.

Cinq ou six jours se passent, pendant lesquels on n'observe rien qui soit digne d'être noté. Dès le premier jour, le malade a repris ses occupations; il peut faire sa toilette, se raser. Par suite du frottement incessant, les parties superficielles de la pâte sont enlevées par une sorte d'usure, de râclement. On peut retrouver à ce moment des parcelles de safran qui, n'ayant pas subi l'action de l'acide, conservent leur couleur et leur odeur caractéristiques. Lorsque l'eschare est éliminée, c'est à peine si l'on retrouve à sa surface quelques traces de la pâte caustique.

Entre les bords de l'eschare et la peau qui l'environne, un léger vide se produit : c'est le sillon d'élimination. Il n'y a ni suppuration, ni sécrétion de lymphe plastique ; on s'aperçoit seulement que l'eschare s'isole des parties voisines. On peut voir, dans la plupart des cas, un liseré étroit, rouge jaunâtre, qui borde la peau autour de ce sillon.

C'est aux dépens des parties voisines que se fait l'élimination ; on voit les tissus en contact avec l'eschare se transformer en une masse granuleuse, friable : il semble qu'une transformation graisseuse s'est produite. Des expériences sur les animaux seraient nécessaires pour étudier les diverses phases de cette élimination.

« Le travail éliminatoire consiste, dit M. Th. Anger, d'une part, dans la rupture des fibres escharifiées à leur point de continuité avec les parties vivantes, et de l'autre, dans le développement, au même point et à la surface de ces dernières, de granulations bourgeonneuses qui établissent entre elles une délimitation de plus en plus tranchée. Un sillon se creuse de plus en plus profond entre le mort et le vif ; l'eschare s'ébranle, devient libre, et il ne reste plus à la place qu'elle occupait qu'une excavation en rapport avec la forme, l'étendue et la profondeur des parties éliminées. »

C'est bien ainsi que les choses se passent, mais je n'ai jamais observé de granulations bourgeonneuses. En même temps que le sillon se creuse, les bords de la plaie se cicatrisent ; l'eschare se détache seule, ou elle entraîne avec elle la tumeur sur laquelle elle reposait, avec laquelle des adhérences très-solides s'étaient produites, comme dans toutes les observations de kystes sébacés.

Dans le premier cas, la cicatrisation complète sur les bords de la tumeur est moins avancée vers le centre ; la paroi de la tumeur est à nu, légèrement humectée de lymphe plastique. L'examen microscopique de la face interne de l'eschare n'a jamais dénoté la présence de globules de pus : dans ce cas, de nouvelles applications, soit de caustique sulfo-safrané, soit de chlorure de zinc, n'ont pas permis de suivre plus longtemps les progrès de la cicatrisation.

Dans le second cas, l'eschare adhère fortement à la tumeur. Toutes les observations de kystes sébacés présentent cette particularité remarquable : cette adhérence, extrèmement solide et résistante, peut être constatée dès que la pâte est complétement sèche. C'est, en effet, un phénomène de dessiccation qui se produit ; la peau escharifiée adhère à la surface du kyste, à la façon d'une membrane que l'on ferait sécher sur une plaque de verre. L'examen microscopique ne décèle l'interposition d'aucun élément entre l'eschare et les parois du kyste. De plus, si l'on fait macérer dans de l'eau, pendant quelques heures, l'eschare et le kyste qui lui adhère, la séparation a lieu avec une très-grande facilité. Le conduit excréteur du follicule sébacé hypertrophié, dont il est le plus souvent impossible de retrouver les vestiges, ne suffit pas pour expliquer cette adhérence si complète et si solide.

Il semble que le kyste fait partie intégrante de l'eschare ; il suffit de presser doucement à la base de la tumeur, et l'on extrait à la fois l'eschare et la totalité de la production morbide qui lui adhère intimement. La poche est entière et intacte. Il ne s'écoule pas une goutte de sang ; la cavité qui contenait le kyste est rose, vermeille : quelques gouttelettes de limphe plastique viennent sourdre à sa surface.

Les choses ne se passent ainsi, d'après mes observations, que lorsque la pâte caustique est appliquée sur la peau qui recouvre un kyste sébacé. On peut expliquer ce phénomène si remarquable par la mortification du kyste lui-même, dont les vaisseaux nourriciers viennent du plexus sous-cutané; c'est ce qui rend compte aussi de la diminution du volume de la tumeur. Le kyste est frappé de mort en même temps que la peau qui le recouvre. La dessiccation qui détermine avec la peau des adhésions solides est encore une cause de la diminution de volume.

On est frappé de la facilité avec laquelle cette élimination a lieu : il suffit quelquefois des plus légères tractions avec la pointe d'un ténaculum. Les adhérences, toujours si nombreuses, sont détruites. Les mortifications et la dessiccation incomplète qui suivent ensuite expliquent-elles cette élimination si facile? Ne suis-je pas en droit de voir, dans cette destruction des adhérences, le résultat de l'action de l'acide dont j'ai déjà parlé, s'exerçant profondément sur le tissu cellulaire, à l'exemple de M. Th. Anger, qui lui attribue la liquéfaction et la résorption du tissu cellulaire inter-musculaire, la disparition des fibres aponévrotiques?

Je suis d'autant plus porté à croire à ce mode d'action que, dans l'observation VI, je rapporterai un cas singulier d'élimination. Elle se produisit au huitième jour avant que le sillon ne fût complétement formé. Un point de la circonférence de l'eschare restait encore très-adhérent, il fallut détacher les parois du kyste de cette partie de l'eschare, qui ne devint libre elle-même que quatre ou cinq jours après.

Il n'en est pas toujours ainsi, l'élimination se fait de la circonférence au centre; on peut voir dans un grand nombre de cas l'eschare et la partie supérieure du kyste paraissant libres, tandis que des adhérences quelquefois très-résistantes retiennent la tumeur par sa partie profonde.

Ni pendant la période d'élimination, ni pendant la cicatrisation, on n'observe aucun autre signe d'inflammation que l'apparition d'un petit liseré rouge jaunâtre qui borde le sillon d'élimination.

Ce liseré, très-étroit, d'une largeur d'un demi-millimètre environ, persiste quelquefois fort longtemps; mais il n'y a dans ce cas rien de spécial à l'acide sulfurique, cette persistance dépend de l'âge de l'individu et de son état constitutionnel.

La cicatrice se fait sans suppuration, elle est de bonne nature, souple, sans froncement de la peau. J'ai pu revoir presque tous les malades opérés. Je donnerai à la suite des observations l'état des cicatrices plusieurs mois après l'opération.

J'arrive à l'étude de l'eschare.

Je n'ai pas voulu donner le nom d'eschare aux altérations produites sur la peau privée de vie. Je considère l'eschare comme le résultat d'une mortification partielle, quelle que soit la cause qui la produise.

La plupart des chirurgiens pensent que l'acide sulfurique agit sur les tissus en produisant une gangrène, et ils en attribuent la cause à la carbonisation de ces mêmes tissus par l'acide sulfurique. Après avoir montré que cette opinion généralement admise est une assertion dénuée de preuves, et après avoir proposé une interprétation plus rationnelle et mieux fondée, je dois faire connaître par quel mécanisme se produit cette gangrène.

Ce mécanisme, c'est la coagulation de la fibrine du sang déterminant la formation de caillots qui oblitèrent les vaisseaux et interrompent complétement la circulation.

Je n'ai pas à rentrer ici dans les discussions qui ont été soulevées sur la production des gangrènes spontanées; ces questions ont été traitées avec tous les développements qu'elles comportent dans la thèse de M. Reynaud, dans celle de Benni, dans le *Traité de pathologie* de Follin, dans celui de Jaccoud.

La vitalité des tissus organiques, dit Jaccoud, est subordonnée à trois conditions :

Intégrité du tissu ;

Abord du sang en quantité suffisante;

Composition normale du sang.

Ces trois conditions manquent, comme je le démontre; de plus, l'interruption du cours du sang ayant lieu dans tous les vaisseaux, c'est la forme sèche de la gangrène qui se produit.

En étudiant l'eschare sulfurique, on est frappé des analogies qu'elle présente avec les eschares qui proviennent soit de la gangrène spontanée, soit de la cautérisation au fer rouge. Elles ont, comme caractère commun, l'intégrité apparente des éléments de la peau, et sauf pour l'eschare de gangrène spontanée, elles contiennent des caillots sanguins dans les vaisseaux.

Les eschares sulfuriques examinées après leur élimination sont séches, raccornies, dures; elles semblent avoir la consistance du bois; on les a comparées à des morceaux de colle forte; elles sont d'un brun jaunâtre, demi-transparentes ; leur minceur est extrême, les bords un peu plus épais sont relevés, laissant au centre une dépression, la surface est lisse, les poils sont conservés et adhérents, on retrouve souvent quelques grains de safran intacts. La face interne, comme vernissée par le lymphe plastique, laisse souvent apercevoir de gros vaisseaux remplis de sang coagulé.

On trouve sur les bords une matière granuleuse jaune, onctueuse au toucher, semblable à un détritus de matière organique. C'est le résultat du travail d'élimination de l'eschare.

Un fragment de peau desséchée peut être comparé à l'eschare sulfurique, mais on ne retrouve pas de sang dans les vaisseaux.

La peau desséchée est plus transparente, moins colorée en brun ; la dureté, la consistance sont les mêmes.

L'eschare produite par le fer lui rouge ressemble beaucoup, comme coloration, comme transparence ; toutefois, sa forme est convexe, tandis qu'elle est concave dans l'eschare sulfurique.

Les eschares de gangrène sèche sont en général noir foncé, rougeâtres, elles sont opaques, peu dures et peu résistantes, l'analogie consiste plutôt dans l'intégrité des éléments que dans l'apparence extérieure.

Presque toutes les eschares ont été examinées au microscope par le docteur Cornil, dans les jours qui suivaient leur élimination.

Il eût été bien désirable de pouvoir les examiner au moment de leur formation, ainsi qu'à l'apparition du sillon d'élimination.

Cet examen a été répété au laboratoire de l'École des hautes études par le docteur G. Pouchet, en voici textuellement le résultat :

Examen d'une eschare produite par l'application de la pâte sulfo-safranée sur la peau. — L'épiderme reste partout adhérent, il est tassé, ses deux couches sont intactes par places ; dans d'autres places, la couche superficielle a disparu : il prend plus vivement que le derme la couleur d'aniline.

Les papilles que l'on voit saillir au milieu de l'épiderme sont encore injectées, le sang a conservé sa coloration jaunâtre par transparence ; il est resté rouge dans les vaisseaux de la couche profonde.

Les éléments du sang n'ont pas partout perdu leur individualité ; par places on distingue les hématies. Le sang est coagulé dans les vaisseaux, il paraît accumulé autour des parois, laissant le centre des vaisseaux perméable.

Aucune extravasation de sang ni de matière colorante du sang dans les tissus environnants : aucuns corpuscules noirs d'aucune sorte.

Le derme se présente sous l'aspect d'une masse fibreuse, feutrée ; cet aspect paraît dû surtout à la persistance sans altération des fibres élastiques ; par place, la coupe transversale rappelle certains aspects du tissu tendineux.

Les follicules pileux ont été complétement respectés. Les conduits des glandes sudoripares ont conservé leur disposition spirale à travers l'épiderme, ils semblent seulement un peu plus étroits.

Les glandes sébacées, très-visibles, se présentent sous l'apparence de masses opaques, finement grenues, sans que l'on distingue les éléments constituants.

Vers la partie profonde, des masses légèrement jaunâtres appartiennent vraisemblablement au pannicule adipeux dont l'eschare a atteint la limite.

Je dois encore à M. G. Pouchet l'examen d'une eschare produite par le fer rouge quelques heures avant la mort sur la partie antérieure de la poitrine d'un homme atteint d'une affection cardiaque.

J'en rapporterai les détails en comparant les eschares entre elles.

Pour l'examen histologique des eschares de gangrène sèche, je renvoie aux travaux déjà cités et notamment à la thèse de Maurice Reynaud.

J'ai dû examiner aussi un fragment de peau desséchée, mais je ne trouve guère que des caractères négatifs.

Je ferai remarquer tout d'abord que, dans la peau desséchée, la couche superficielle de l'épiderme présente une sorte de gondolement, de plissement irrégulier ; la section perpendiculaire présente une surface mouvementée, avec des parties saillantes et des parties rentrantes. Sur la peau de momie on retrouve la même disposition, ainsi que dans les eschares de gangrène spontanée.

Dans les eschares sulfuriques, la surface est presque lisse, très-légèrement et régulièrement ondulée. Ces ondulations sont plus accusées dans l'eschare produite par le fer rouge.

On peut se rendre compte de ce changement de forme, si net, qu'il pourrait suffire à différencier les eschares, en se reportant aux conditions dans lesquelles s'effectue la dessiccation. Si par exemple on fait sécher un centimètre carré de peau mesurée à l'état frais, lorsque la dessiccation sera complète, les dimensions seront extrêmement réduites ; cette réduction se fera dans tous les sens, en largeur, longueur, épaisseur : de là l'aspect spécial de la surface épidermique. Une eschare sulfurique au contraire a sensiblement la même dimension en surface que la peau saine sur laquelle elle a été produite, aussi cette surface n'est-elle que légèrement ondulée ; il en est de même pour l'eschare produite par le fer rouge.

Les couches profondes de l'épiderme ne présentent rien à signaler dans les eschares sulfuriques ni dans les eschares de gangrène sèche. Dans celles, au contraire, qui sont produites par le fer rouge, on remarque un soulèvement de l'épiderme et la formation de lacunes. Ces particularités sont dues, je pense, à une action mécanique de la vapeur d'eau qui s'est formée sous l'influence de la température élevée du fer rouge. C'est de la même façon que s'explique la formation des phlyctènes dans la cautérisation par le fer rouge de la peau privée de vie.

Dans les expériences cadavériques, j'ai dit que sous l'influence de l'acide sulfurique, l'épiderme se détache. En examinant l'eschare je ne retrouve plus rien de semblable, je crois que l'épiderme s'est détaché tout d'abord, mais que la dessiccation qui a suivi l'a maintenu exactement appliqué.

Si l'on fait macérer une eschare sulfurique, on voit au bout de peu de temps des cellules épidermiques se détacher et venir adhérer au vase ; en râclant légèrement, l'épiderme se détache avec facilité.

Dans tous les cas les papilles sont visibles, mais c'est surtout dans l'eschare sulfurique qu'elles deviennent apparentes ; non-seulement parce que les vaisseaux sont remplis de sang, mais encore en vertu d'une action propre de l'acide sulfurique sur le tissu conjonctif, action isolante, analogue à celle de l'acide acétique, mais à un degré moindre.

Les vaisseaux sont plus ou moins apparents, c'est sur la peau desséchée qu'ils sont le moins faciles à voir : leur calibre ne paraît pas modifié, sauf dans l'eschare sulfurique, où l'on croit reconnaître une légère augmentation. Encore faut-il ajouter que cette augmentation de calibre est à peine sensible.

Après avoir montré l'action de l'acide sulfurique sur les fibres élastiques, on se rend difficilement compte de cette augmentation de calibre ; toutefois, il est rationnel de supposer que la coagulation du sang ayant été prompte, le caillot sanguin s'est opposé à la rétraction des vaisseaux.

Dans l'eschare par le fer rouge, les vaisseaux superficiels, les papilles ne contiennent pas de sang, on le retrouve coagulé dans les vaisseaux de la couche profonde.

Dans l'eschare de gangrène sèche, la matière colorante du sang transsude au travers des vaisseaux donnant lieu à des taches hématiques, des concrétions sanguines (corpuscules gangréneux), des pigments rouges et bruns disposés entre les fibres et les faisceaux ; rien de pareil ni dans l'eschare sulfurique, ni dans l'eschare produise par le fer rouge.

Le sang coagulé reste contenu dans les vaisseaux, il est plus ou moins altéré. Tandis que, dans l'eschare sulfurique il est possible de distinguer les hématies, on ne le peut pas dans l'eschare produite par le fer rouge.

J'ai déjà dit que dans la peau desséchée on ne trouvait pas de sang coagulé dans les vaisseaux.

Il ne faudrait pas croire que ces infiltrations sanguines sont

des phénomènes que le temps produit à la longue dans les gran-
grènes sèches et les momifications. J'ai examiné une eschare
provenant d'une contusion à la partie antérieure de la jambe,
éliminée le 35° jour, laissant à découvert une plaie suppurante.

L'eschare est brune, mince, peu résistante. La couche épidermique est absente. On ne trouve pas de traces du corps muqueux.

Dans les parties profondes, les fibres sont séparées par un
grand nombre de globules de pus, les fibres du tissu conjonctif
et les fibres élastiques, faciles à distinguer, sont infiltrées de
matière colorante sanguine.

Pas de graisse infiltrée ; quelques granulations graisseuses
libres ; on voit encore entre les fibres du tissu conjonctif de
nombreuses granulations pigmentaires rougeâtres.

L'examen de cette eschare est intéressant, parce qu'il montre
bien que ces infiltrations colorées ne sont pas dues à ce que
l'on a appelé l'action continue. C'est la première fois, dans les
nombreux examens d'eschare, que les globules de pus sont signalés. Je suis amené à conclure que si je ne retrouve pas dans
les autres examens d'eschare ces globules de pus, c'est qu'il n'y
a pas eu de suppuration.

L'aspect du derme proprement dit est à peu près le même
dans la peau desséchée et dans l'eschare sulfurique. Les fibres
élastiques, plus faciles à voir dans cette dernière, sont moins
nettes dans la peau desséchée, et on les distingue à grand'peine
dans l'eschare par le fer rouge.

Rien à signaler au sujet des glandes sébacées et sudoripares,
et des follicules pileux.

Je n'ai pas recherché ce que devenaient les éléments nerveux : cette recherche, très-délicate du reste, est rendue encore
plus difficile par l'action de l'acide sulfurique sur les nerfs, constatée dans les expériences de Th. Anger.

L'examen des tumeurs qui adhéraient aux eschares n'a rien présenté de remarquable, ni sur les parois du kyste, ni dans son contenu ; je n'ai constaté aucune altération.

Si l'on fait macérer une eschare sulfurique dans de l'eau, on ne constate aucune réaction acide avec le papier de tournesol. Si l'on fait macérer un fragment d'eschare et un lambeau de peau desséchée, de même dimension, dans une même quantité d'eau à 10 degrés environ, au bout de quelques heures, la peau a repris ses caractères de souplesse, de blancheur, d'opacité ; de plus, j'insiste sur ce point, elle acquiert un volume double et même triple.

L'eschare sulfurique semble résister à la macération, les parties superficielles blanchissent, l'épiderme se détache facilement, le volume augmente peu, la translucidité est plus grande ; vue par transparence, l'eschare paraît brun rougeâtre ; elle est devenue élastique, ferme, résistante, le tissu cellulaire souscutané, devenu complétement blanc, est mou, friable, se détache par petits filaments poisseux, on observe enfin le même état que dans les expériences cadavériques.

La transformation gélatineuse des tissus escharifiés est rendue évidente par la réaction de l'eau chargée de tannin sur les eaux de macération des lambeaux de peau et d'eschare.

Si l'on ajoute une même quantité d'eau chargée de tannin, un précipité abondant se fait dans l'eau de macération de l'eschare sulfurique, tandis qu'il est à peine sensible dans le cas de la peau desséchée. La gélatine formée et dissoute a été précipitée.

L'eschare contenait donc une proportion de gélatine toute formée bien plus grande que la peau desséchée. C'est à l'action déjà étudiée dans les expériences cadavériques qu'est due cette transformation, et si, dans ce cas seulement, l'action de l'acide sulfurique est la même sur le vivant et sur le cadavre, on doit supposer que cette gélatinisation n'est qu'une action secondaire survenue après la mort des tissus.

J'ai déjà dit combien l'eschare sulfurique était mince, il semble qu'une proportion notable du tissu conjonctif a disparu. Je suppose que l'acide entraîne avec lui une portion de cette gélatine qu'il produit, qu'il dissout et qui se trouve absorbée en même temps que lui. Je ne puis démontrer directement cette résorption gélatineuse, mais elle peut se déduire des expériences cadavériques, des expériences d'Anger et de l'examen des eschares.

Quelles sont les limites de l'eschare ?

L'eschare a presque exactement les mêmes dimensions que la pâte caustique qui l'a produite. Si, théoriquement, on peut dire qu'il n'y a pas de limite en profondeur, et que cette profondeur est proportionnelle à l'épaisseur de la pâte, il n'en est pas ainsi dans la pratique ; il semble que l'action caustique soit limitée par l'eschare elle-même. Je m'explique, la présence de l'eschare retarde l'absorption et le caustique fuse.

Dans aucun des cas que j'ai eus sous les yeux, les limites du tissu cellulaire sous-cutané n'ont été dépassées, comme si le pannicule adipeux formait une barrière à la pénétration de l'acide. Dans certains cas, plusieurs applications successives de caustique ont été nécessaires pour que toute l'épaisseur de la peau fût atteinte.

En terminant cet exposé, je reviens à l'hypothèse que j'ai proposée pour expliquer cette action antiphlogistique par excellence de l'acide sulfurique. En attendant qu'il me soit possible de prouver, par des expériences sur les animaux, que cette propriété antiphlogistique est due à une action astringente, exercée sur les parois des vaisseaux, action rayonnant à distance autour du point cautérisé, je me borne à faire remarquer que cette hypothèse est rationnelle, qu'elle suffit pour rendre compte des actions diverses que l'on observe, enfin qu'elle est conforme à l'opinion généralement admise sur les propriétés thérapeutiques de l'acide sulfurique.

Dans toutes les périodes de l'histoire de la cautérisation sulfurique, je n'ai eu garde de signaler cette absence complète de réaction inflammatoire. On n'en observe, en effet, aucune trace ni pendant la mortification des tissus, ni au moment de la formation de l'eschare, ni dans la période d'élimination et de cicatrisation. C'est à mes yeux la propriété la plus remarquable de l'acide sulfurique, c'est elle qui le rend supérieur à tous les autres caustiques, je ne dirai pas, en empêchant les accidents d'erysipèle, de phlébite, etc. de se produire, mais tout au moins en supprimant la cause occasionnelle qui les provoque.

En résumé : la pâte sulfo-safranée appliquée en proportion convenable produit une eschare de même grandeur, ne dépassant pas en profondeur les limites de la peau.

Cette action est produite par la coagulation du sang, qui en suspendant la circulation devient la cause déterminante de la gangrène.

On observe ensuite comme phénomènes secondaires, la gélatinisation partielle des tissus mortifiés et leur dessiccation.

L'élimination de l'eschare a lieu du sixième au quarantième jour, découvrant une cicatrice de bonne nature, sans induration, sans plissement de la peau.

Ni pendant la mortification des tissus, ni au moment de la formation de l'eschare, ni dans la période d'élimination, on n'observe de traces d'inflammation.

DEUXIÈME PARTIE

Du traitement de quelques tumeurs sous-cutanées par la pâte sulfo-safranée.

—

Le docteur Chairou a le premier appliqué les propriétés de la pâte sulfo-safranée au traitement des tumeurs sous-cutanées de bonne nature.

L'exposé de cette nouvelle méthode et les premiers résultats obtenus font l'objet d'un mémoire présenté à la Société de chirurgie le 10 novembre 1869, intitulé : *Etude clinique sur le traitement des tumeurs sous-cutanées et sur l'emploi de la pâte sulfo-safranée.* Je ferai à ce travail encore inédit de larges emprunts.

Je n'ai pas l'intention de traiter la question tant de fois discutée de la supériorité des caustiques sur l'instrument tranchant, je me bornerai à faire remarquer que l'usage des caustiques devient de plus en plus fréquent en même temps que leur mode d'action est mieux connu : aux chirurgiens qui repoussent d'une manière absolue l'emploi des caustiques, j'opposerai ces paroles de Velpeau: « Néanmoins, les caustiques possèdent des avantages qu'il ne faut pas nier. Il y a lieu de supposer que, sans mettre complétement à l'abri de l'érysipèle, de la phlébite, de l'infection purulente, comme l'ont prétendu quelques chirurgiens, il expose un peu moins que l'opération à ces facheuses complications. » (Maladies du sein, p. 623).

C'est en effet l'inflammation accompagnant une plaie suppurante qui favorise le développement de ces accidents : avec la pâte sulfurique, ces causes déterminantes sont supprimées, comme je l'ai montré. Il n'y a pas de plaies proprement dites, par conséquent, aucun des accidents qu'elles peuvent provoquer. Ne peut-on pas dire encore avec raison que la même cause qui a empêché les phénomènes inflammatoires primitifs de se produire, l'action sur les vaisseaux autour du point cautérisé, action antiphlogistique comme je l'ai nommée, s'oppose également ment au développement des accidents secondaires? C'est là le plus sérieux avantage de la pâte sulfurique sur le bistouri.

Sans doute, avec le bistouri, la somme de douleur est moindre, la guérison plus promptement obtenue, mais l'emploi de la pâte caustique dispense le malade de pansements répétés, lui permet de reprendre ses occupations trois ou quatre heures après l'opération, et enfin, le met complétement à l'abri des complications si redoutables dont l'emploi de l'instrument tranchant peut être le point de départ.

Dans les statistiques qui ont été faites des accidents de toutes sortes qui ont suivi l'emploi des caustiques, je ne trouve mentionné aucun cas fâcheux qui puisse être imputé à la pâte de Velpeau. Philippeaux cite, il est vrai, un cas d'application du caustique sulfo-safrané suivie d'accidents, mais il n'entre dans aucuns détails.

Je ne dirai pas non plus que la pâte sulfo-safranée l'emporte sur tous les autres caustiques, chacun d'eux possède des avantages propres dont l'application doit répondre à des indications spéciales. Ce qui fait dans le traitement des tumeurs sous-cutanées la supériorité de la pâte sulfurique sur les autres caustiques, c'est, outre son emploi si aisé et si commode, la certitude d'action, la faculté avec laquelle l'eschare est limitée, le peu d'intensité de la douleur, l'absence complète d'inflammation et de suppuration, enfin, au moment de la chute de l'eschare, l'aspect favorable de la cicatrice.

Les reproches les plus sérieux qui sont adressés au caustique sulfurique sont : 1° la délimitation imparfaite de l'eschare par suite de la fusée de la pâte; 2° la douleur extrêmement vive que provoquerait son application.

J'ai déjà parlé de la fusée du caustique et des moyens d'y remédier.

J'ai dit aussi que la douleur, bien que vive, était toujours facilement supportée, même par des femmes délicates.

Ce reproche est fondé sur les douleurs extrêmement intenses que provoque l'application du caustique de Velpeau sur les tumeurs cancéreuses. Que les douleurs déjà si cruelles du cancer soient exaspérées par l'application du caustique, cela se conçoit, mais il n'en est pas de même lorsqu'on applique la pâte sulfurique sur la peau saine recouvrant des tumeurs le plus souvent complétement indolentes.

La douleur, comme je l'ai observé, est très-supportable, elle est infiniment moins intense que celle qui est causée par la pâte de Vienne ou le chlorure de zinc; enfin, la période d'acuité dure peu et va en s'affaiblissant graduellement pour cesser tout à fait au bout de trois ou quatre heures au plus.

Les tumeurs pour le traitement desquelles la pâte sulfo-safranée donne les résultats les plus complets sont les kystes sébacés.

Un lipôme a été traité par la même méthode avec succès.

Il en a été de même pour un enchondrome de la branche montante du maxillaire inférieur.

Dans d'autres cas, les applications de la pâte sulfo-safranée n'ont pas donné le résultat espéré, et le traitement a dû être modifié.

Je traiterai successivement des kystes sébacés, des lipômes et des enchondromes, en citant les observations à l'appui.

Je terminerai en rapportant les cas dans lesquels le traitement a du être modifié, et je généraliserai l'emploi de cette méthode au traitement de toutes les tumeurs sous-cutanées de bonne nature.

Kystes sébacés.

Les kystes sébacés se distinguent en kystes sébacés simples et kystes dermoïdes.

Les premiers consistent dans l'accumulation des cellules épidermiques ou des produits de sécrétion dans un follicule pileux, ou dans un cul-de-sac glandulaire. Je ne traiterai dans ce chapitre que des kystes sébacés simples, en y comprenant la première variété des kystes dermoïdes, d'après Lebert. Ils présentent en effet, avec les kystes sébacés, la plus grande similitude : même structure de l'enveloppe, même couche épithéliale, même contenu. La seule différence est relative à leur siége, ces kystes se développant dans des régions où n'existent pas de glandes sébacées et ne présentant jamais d'orifice.

Avec Beauchet, Sappey, Cornil, j'appellerai kystes sébacés les tumeurs connues sous le nom de·loupes, athéromes, méliceris, stéatomes, cholestéatomes, tannes, talpa, testudo, crinons, comedons, akrochardons, vermicelles, acné sébacea, acné varioliforme, molluscoïde, molluscum pendulum, etc. Ces différentes dénominations répondent simplement à une différence de siége, de prédominance de telle ou telle substance dans l'intérieur du kyste. Entre les plus petites tumeurs et une loupe énorme du cuir chevelu, il n'y a de différence que celle du volume.

La paroi est constituée par une membrane de tissu conjonctif parcouru par des vaisseaux qui proviennent du plexus vasculaire sous-cutané. Cette membrane est recouverte à sa face interne par une couche d'épiderme compacte, formé de cellules pavimenteuses. L'épaisseur et la consistance de ces parois sont variables. Elle est quelquefois mince, semblable à une pelure d'oignon, tellement fragile que la moindre pression suffit pour la déchirer; d'autres fois, d'une épaisseur et d'une consistance considérables. Ces différences s'observent parallèlement à la consistance du tissu cellulaire des régions dans lesquelles la maladie s'est développée. Ainsi, on observe le plus grand degré de ténuité dans le tissu cellulaire des paupières; la plus grande densité, au contraire, au cuir chevelu.

On a comparé cette membrane d'enveloppe à la tunique interne des artères. Ce qui complète l'analogie, ce sont les transformations graisseuses, athéromateuses, calcaires, dont elles sont souvent le siége. Il n'est pas rare de rencontrer des plaques cartilagineuses ou calcaires; quelquefois même, toute la paroi peut être convertie en une masse osseuse.

Suivant que le contenu est fluide ou solide, on dit qu'il est mélicérique ou stéatomateux. Le contenu mélicérique est constitué par une grande quantité de graisse libre et de cellules épidermiques dissociées.

Le contenu stéatomateux, d'une plus grande consistance, est formé des mêmes éléments; mais il y a moins de graisse libre et plus de cellules épidermiques. On rencontre en outre constamment des cristaux d'acide stéarique, margarique, et de cholestérine.

Le kyste est situé dans le tissu cellulaire sous-cutané; les parties du corps où on l'observe le plus fréquemment sont celles où les glandes sébacées et les follicules pileux sont eux-mêmes les plus fréquents.

On peut retrouver souvent, à la surface de la peau qui recouvre la tumeur, un point noir déprimé, qui est l'orifice du follicule pileux; mais cet indice manque souvent.

Je me borne à esquisser à grands traits l'histoire de ces tumeurs. Je renvoie, pour plus de détails d'anatomie pathologique, pour le mécanisme de leur formation, au *Traité des tumeurs* de Broca, à l'article Athérome du *Dictionnaire ency-clopédique*, au *Manuel* de Cornil et Ranvier et au *Traité d'histologie pathologique* de Rindfleisch; pour l'analyse chimique, à la Thèse de Lutz.

La peau qui recouvre ces tumeurs est en général parfaitement lisse, mobile, conservant presque tous ses caractères, au moins au début de l'affection. Elle paraît plus riche en vaisseaux sanguins; il n'est pas rare de voir de grandes veines bleuâtres sous-cutanées, en nombre beaucoup plus considérable que dans les parties voisines. La peau est le plus souvent glabre, ou bien recouverte seulement d'un léger duvet; dans d'autres cas, les follicules pileux ne semblent pas avoir été gênés dans leur développement.

Des brides celluleuses lâches, faciles à déchirer, unissent ces tumeurs aux parties voisines. Exceptionnellement, elles con-tractent des adhérences très-solides avec les parties profondes. Au pourtour de l'orbite, sur le crâne où elles reposent sur un plan osseux, elles peuvent déterminer des dépressions considé-rables et même des perforations.

Ces kystes sont presque toujours multiples, leur forme est globuleuse, toutefois, au cuir chevelu, leur siége de prédilection, ils sont ordinairement un peu aplatis, quelquefois ils sont pédicu-lés; la peau se trouve étranglée et offre l'apparence d'un véritable collet.

Leur volume est infiniment variable, très-petits à l'origine, ils sont perçus lorsqu'ils ont acquis le volume d'une petite lentille;

ils grossissent progressivement, en général, et presque indéfiniment; ils peuvent quelquefois dépasser le volume d'une noix de coco, d'une tête d'enfant. Une femme portant quatre kystes sébacés sur la tête a été opérée il y a peu de jours par le docteur Chairou. Ces kystes, au nombre de quatre, sont énormes, le plus gros a le volume d'une grosse orange, le plus petit est gros comme un petit œuf. Je n'en ai jamais vu de plus gros.

Il est rare qu'ils acquièrent sur la tête un volume aussi considérable, il semble qu'ils gagnent en quantité ce qu'ils perdent en volume, il n'est pas rare d'en trouver six ou sept sur le même sujet quelquefois douze et seize.

Ces tumeurs peuvent s'enflammer, s'ulcérer et alors :

1° Ou bien l'ulcération grandit, donne issue à la poche elle-même, puis la cicatrisation se produit et la guérison est définitive. Cette terminaison est la plus rare, mais la plus favorable ;

2° Ou bien, l'ulcération après avoir donné issue à une partie du contenu du kyste, se referme pour un laps de temps, pour se rouvrir au bout d'un temps indéterminé, la même succession de phénomènes se reproduit, et la maladie reste sensiblement dans le même état ; c'est le cas le plus fréquent ;

3° L'ulcération peut rester fistuleuse, donner issue à du pus et à de la matière stéatomateuse, et cela indéfiniment ; la mort même du malade pent survenir par suite d'infection purulente.

Tels sont les principaux modes de terminaison spontanée. On ne sait que très peu de choses relativement à l'étiologie de ces tumeurs, on ne peut méconnaître le rôle important que joue l'hérédité.

En général, le diagnostic des kystes sébacés est des plus faciles, leur siége, leur mobilité, leur indolence, leur mode de développement, la sensation par le toucher, l'état de la peau qui la recouvre, l'absence de ganglions engorgés, l'état général du malade, son âge, ses antécédents, l'absence de toute cachexie, sont autant de signes qui permettent de fixer son opinion à peu près avec certitude.

Lorsque la tumeur est dure, elle peut être confondue avec un encéphaloïde ou un fibrôme. Les auteurs rapportent quelques exemples d'erreurs qui ont été commises ; l'examen des ganglions , l'état général, peuvent seuls permettre d'asseoir un diagnostic précis.

Lorsque la tumeur est demi-molle, mais sans fluctuation manifeste, elle peut être confondue :

1o Avec un lipôme. Celui-ci est en général unique, lobulé, il est susceptible d'un très-grand développement; plusieurs procédés ont été indiqués pour reconnaître si la fluctuation que l'on croit reconnaître est vraie ou fausse. Le kyste sébacé adhère, en général, plus ou moins aux téguments qui le recouvrent et suit les mouvements de la peau, tandis que, très-souvent, le lipôme est fixé aux couches profondes par des adhérences très-solides. Dans certains cas enfin, il sera impossible de distinguer le lipôme du kyste sébacé ; une ponction exploratrice et l'issue de la matière sébacée jugera la question ;

2° Avec une tumeur érectile. Dupuytren a commis une erreur de ce genre. Dans les tumeurs érectiles, la pression continue fait diminuer et finit même par faire disparaître en totalité la tumeur, mais elle se reproduit dès que la pression a disparu.

Lorsque les tumeurs sont fluctuantes, elles peuvent être confondues avec les abcès froids, les kystes séreux, les anévrysmes, les encéphaloïdes ramollis.

On peut éliminer tout d'abord les anévrysmes ; les battements, l'auscultation, peuvent faire préciser le diagnostic; dans le cas de l'encéphaloïde ramollie, l'examen attentif de la tumeur, son développement rapide, l'état d'engorgement des ganglions du voisinage, l'apparence cachectique du malade, les douleurs lancinantes qu'il éprouve, mettront le chirurgien à l'abri d'une erreur.

Avec les tumeurs fluctuantes, kystes et abcès froids, le toucher et la fluctuation peuvent donner des sensations, non-seulement analogues, mais encore identiques. Encore ici, une ponction exploratrice sera nécessaire, il en serait de même si l'on avait affaire à des kystes hydatiques sous-cutanés ; comme Giraldès en rapporte deux cas :

Les kystes sébacés siégeant à la tête peuvent être confondus avec une encéphalocèlee, ou un fongus de la dure-mère.

L'encéphalocèle, pour être molle, élastique, est cependant le siége de pulsations isochrones à celles des pouls; elle augmente et rougit par les cris et les efforts, elle diminue et disparaît même quelquefois sous la pression du doigt pour reparaître ensuite.

Le fongus de la dure-mère, quand il est saillant au dehors, c'est seulement alors que la confusion est possible, est le plus souvent bosselé; il n'a point de mobilité latérale, mais il peut être réduit dans le crâne; il est en outre le siége de deux battements, les uns isochrones à ceux du cœur, les autres coïncidant avec les mouvements d'expiration.

Le fait de la congénitalité de ces tumeurs suffit pour éveiller l'attention des chirurgiens et les mettre en garde contre les suites fâcheuses d'une opération. Robert rapporte trois observations d'encéphalocèle prise pour des kystes sébacés et opérés; toutefois, chez la malade de Manec, la guérison pût être obtenue.

On trouve dans le mémoire de Bauchet une observation bien curieuse ; une blennorrhagie survient chez un malade dont l'un des testicules est resté à l'anneau,—orchite et épididymite développées dans ce même testicule; on sentait une tumeur tendue, douloureuse, faisant relief sous les téguments. Au bout de quelques jours la tumeur augmente de volume, elle est rouge, distendue, fluctuante, une ponction donne issue à de la matière sébacée, c'était un kyste sébacé enflammé ; sous le kyste on retrouve le testicule.

Dans un mémoire de Verneuil, je trouve une observation de kyste sébacé de la région mammaire devenu douloureux, pris pour un névrôme.

Les kystes sébacés peuvent encore compliquer plusieurs sortes de tumeurs et rendre le diagnostic plus difficile. On cite de nombreux exemples de kystes sébacés développés à la surface de tumeurs érectiles, de lipômes, d'enchondromes, de tumeur du sein ; enfin, dans un cas cité par Bauchet, à la partie supérieure et interne de la cuisse, une verrue reposait sur un kyste sébacé.

Traitement. — L'extirpation du kyste, contenant et contenu, est le seul traitement rationnel. Plusieurs méthodes sont en présence, l'incision, l'emploi des caustiques, enfin une méthode mixte proposée par Nélaton.

Si l'emploi du bistouri n'était pas si fréquemment suivi d'accidents d'érysipèle, de phlébite, d'infection purulente, il serait inutile de chercher un procédé plus facile, plus commode, plus rapide et plus rationnel.

Pour la même raison, je repousse la méthode mixte.

Seul entre tous les caustiques, l'acide sulfurique, comme je l'ai démontré, employé sous forme de pâte, met à l'abri de ces accidents redoutables. Je résume sous trois chefs principaux les inconvénients que la potasse caustique et la poudre de Vienne m'ont paru présenter, malgré les succès incontestables qu'on est en droit d'attendre de leur emploi :

1º La douleur qui accompagne leur application est très-intense et même intolérable pour quelques malades. J'ai vu la pâte de Vienne déterminer de véritables attaques de nerfs;

2° Il est très-difficile de délimiter l'action de ces caustiques avec une précision satisfaisante; les eschares sont toujours ou trop grandes ou trop petites, ou trop profondes ou pas assez, en raison de la conservation plus ou moins parfaite des substances employées, conservation qu'il est bien difficile, pour ne pas dire impossible, de constater à l'avance et en raison des tâtonnements inséparables de la durée d'application ;

3° Les eschares déterminent à leur pourtour une auréole inflammatoire toujours considérable, qui peut être le point de départ des accidents d'érysipèle et de phlébite; la suppuration est très-longue, la cicatrisation très-lente, la cicatrice très-apparente reste quelquefois douloureuse.

Toutefois, je dois dire un mot d'un mode de traitement employé par M. Richet, publié pour la première fois dans la *Gazette des hôpitaux* du mois de juillet 1869.

Il consiste à injecter avec l'aiguille capillaire d'une seringue de Pravaz une très-petite quantité de chlorure de zinc à l'intérieur des kystes.

Pendant les premiers jours, aucune action ne se manifeste. Vers le troisième jour, on peut remarquer que l'ouverture d'entrée de l'aiguille est devenu plus apparente. Une petite croûte peu consistante recouvre cette ouverture qui grandit successivement. Un peu plus tard, on aperçoit la tumeur qui vient s'engager dans les lèvres; enfin, à une époque qui varie du huitième au vingtième jour, l'ouverture est suffisante pour que la tumeur, sous l'influence d'une forte pression puisse être énuclée.

Le malade éprouve pendant la première journée des douleurs très-supportables. La cicatrisation se fait comme celle d'une plaie ordinaire, sans dépression ni induration; la suppuration qui s'établit dure peu ; de nombreuses opérations ont été faites à l'hôpital des Cliniques, elles n'ont jamais donné lieu à aucun accident.

Toutefois, les deux seules observations que j'ai pu recueillir, dont je donne seulement le résumé, m'ont prouvé que ce procédé qui séduit par sa simplicité et son élégance, non-seulement ne met pas à l'abri des complications redoutables dont j'ai parlé, mais encore ne présente pas, comme douleur produite, comme cicatrisation, tous les avantages que l'on devrait attendre de lui; il y a de plus une certaine incertitude dans l'application; aucune règle précise n'est donnée sur la quantité du liquide caustique à injecter. Aucune publication, du reste, n'a été faite sur ce sujet, et les faits que j'ai eus sous les yeux ne sont pas assez nombreux ni assez concluants pour servir de base à une appréciation définitive.

OBSERVATION. — Marie B., 32 ans, entre à l'hôpital des Cliniques, Chirurgie, lit n° 14, le 6 novembre 1871. Porte sur le cuir chevelu, onze kystes sébacés de grosseurs diverses. Trois sont plus gros, du volume d'une noix environ.

7 novembre. Injections de chlorure de zinc dans les trois plus gros kystes. Pendant deux heures, douleur vive mais supportable, suivi d'une sensation de brûlure qui persiste pendant trois jours.

15 novembre La malade est débarrassée de ses tumeurs, la plus antérieure, plus volumineuse, est énuclée avec difficulté, il faut le secours d'une spatule. — Lotions avec de l'eau-de-vie camphrée.

18 et 19 novembre. Tuméfaction du front, rougeur, fièvre, menace d'érysipèle qui cède à un purgatif.

Les autres kystes sont opérés successivement sans présenter rien de notable. Une quantité moindre de caustique est injectée et on attend quelques jours de plus avant de tenter l'énuclation.

La malade sort guérie le 1er décembre.

Elle revient, huit jours après, à la consultation. La cicatrisation des premières tumeurs opérées est complète, la plus volumineuse a laissé une dépression considérable.

Les cicatrices sont, les unes croûteuses, les autres en pleines suppuration.

OBSERVATION. — Mademoiselle S., 34 ans, à Montrouge, blanchisseuse, porte au sommet du front un kyste de la grosseur d'une noix, un autre plus petit est situé en arrière et à gauche.

Opération le 5 novembre à la consultation de l'hôpital des Cliniques. — Peu de douleur après l'opération, élancements qui persistent pendant 24 heures.

12 décembre. Tentative d'énucléation du petit kyste. La matière sébacée est seule éliminée, il reste encore des fragments de la poche.

15 décembre. L'énucléation du gros kyste est tentée, M. Richet prévient toutefois qu'il serait bon d'attendre encore cinq ou six jours.

Les adhérences sont détruites avec la spatule, le contenu est expulsé en partie par une forte pression ; les parois sont saisies avec une pince à griffes, mais elles sont friables et se déchirent facilement : on parvient toutefois à les expulser presque en totalité.

16 décembre. Il s'est écoulé du sang pendant toute la journée d'hier.

18 décembre. La cavité qui contenait le kiste se remplit de nouveau, une croûte ferme l'orifice que je vide facilement; il contenait du sang, de la matière sébacée et des fragments de la poche. Une suppuration très-abondante s'établit, et dix jours après environ, la guérison est complète sans cicatrice difforme.

Quels que soient les avantages de ce procédé, il est bien certain qu'il expose, pendant la période d'énucléation et de cicatrisation aux accidents des plaies suppurantes; la méthode du docteur Chairou doit donc lui être préférée.

En voici un exposé succinct :

Le caustique doit être préparé extemporanément et appliqué immédiatement sur les parties malades : la poudre de safran doit être très-fine, bien sèche et sans grumeaux.

Les proportions sont de une partie de poudre contre deux parties d'acide sulfurique concentrée à 66 degrés. On opère le mélange dans une soucoupe et on agite avec soin jusqu'à ce qu'on obtienne une masse homogène, semi-fluide, de la consistance d'un miel mou ou d'une crême épaisse.

Le caustique est alors appliqué sur la peau qui recouvre le sommet de la tumeur, il n'y a besoin ni de bandelettes de diachylon, ni de taffetas agglutinatifs d'aucune sorte ; il doit recouvrir une partie de peau absolument égale à la perte de substance qui est jugée nécessaire.

On peut, à volonté, étendre l'agent caustique en longueur ou faire une série de ponctuations. L'application la plus usuelle et la plus logique est de l'étendre suivant le trajet que l'on donnerait à une incision faite par le bistouri, si on faisait l'opération avec l'instrument tranchant, puis on étend la pâte en donnant une épaisseur de un ou deux millimètres si la peau est fine et mince, de trois millimètres si elle est plus épaisse.

On abandonne le tout ; l'opération est terminée.

Au bout d'une heure ou deux, la pâte est devenue sèche et dure. Au bout de trois ou quatre heures, l'eschare, noire comme du charbon, s'incruste dans la tumeur qui commence à diminuer de volume. L'insensibilité est complète, pas la moindre trace de réaction inflammatoire.

Cette opération est si peu douloureuse, que les patients, même les plus douillets, ne cessent de venir, d'aller, de causer de choses et d'autres.

Vers le cinquième jour environ apparaît le sillon d'élimination, et la chute de l'eschare a lieu à des époques qui varient de six à quarante jours. Il suffit de presser doucement à la base de la tumeur et l'on extrait à la fois l'eschare et la totalité de la production morbide qui lui adhère intimement. La poche est entière et intacte, toutes les adhérences avec le tissu cellulaire circonvoisin ont été détruites par un travail lent et insensible et la masse est éliminée, pour ainsi dire, d'elle-même, sans douleur, sans difficulté, sans fatigue, sans accidents inflammatoires d'aucune sorte.

Il suffit de remplacer la tumeur par une boulette de charpie et quelques jours après, sans traces de suppuration, une petite cicatrice lisse et de bonne nature, sans dépressions, sans indurations, indique seule qu'il a là une perte de substance quelquefois considérable.

OBSERVATION II. — Madame S., 34 ans, à Croissy. A été opérée il y a huit ans de trois kystes sébacés du cuir chevelu. L'opération a été faite par le docteur Arnal avec la pâte de Vienne. On voit une large cicatrice blanche sur laquelle les cheveux n'ont pas repoussé et on peut sentir quelques noyaux d'induration roulant sous le doigt.

Quatre nouveaux kystes se sont formés depuis peu. Ces tumeurs parfaitement mobiles dans le cuir chevelu sont étendues sur la même ligne d'une tempe à l'autre; les deux plus petites qui ont le volume d'un grain de raisin sont aux deux extrémités, les deux autres qui ont un volume double sont situées sur le sommet de la tête, séparées entre elles par une ligne de quatre centimètres environ.

Le 10 juin 1869, le docteur Chairou applique simultanément sur chacune de ces tumeurs une petite masse de pâte de Velpeau. L'application est faite à onze heures; à midi l'opérée peut descendre déjeuner et passer l'après-midi dans son jardin.

Le quinzième jour, le travail ulcératif est terminé; les quatre eschares sont sèches, adhérentes, enfoncées dans la peau, ne donnant pas naissance au plus petit suintement.

Madame S. assure qu'elles ne causent pas la moindre gêne, que ses tumeurs ont notablement diminuée de volume, qu'elle se coiffe beaucoup plus facilement qu'elle ne le faisait auparavant.

Les deux eschares du sommet de la tête sont complétement isolées du reste de la peau, une légère pression exercée à la base de la tumeur élimine sans effort deux petites poches parfaitement sphériques de la forme d'un grain de raisin, mais beaucoup plus grosses.

Cette élimination laisse un enfoncement creusé dans le tissu cellulaire sous-cutané parfaitement sphérique, constitué par un tissu rose donnant un suintement de lymphe plastique. La tumeur est remplacée par une forte boulette de charpie sèche qui tombe au bout de huit jours, laissant à sa place une cicatrice rosée parfaitement solide, lisse, dure, et de très-petite dimension.

Le vingtième jour, même série de manœuvres sur les deux autres kystes qui étaient situés beaucoup plus profondément, plus petits et plus mobiles. Même pansement, même résultat. Il n'y a pas eu écoulement d'une seule gouttelette de pus ni de sang.

OBSERVATION III. — M. L., à Rueil, 82 ans, jouit d'une excellente santé, porte depuis plusieurs années cinq kystes sébacés, situés à la partie inférieure de l'occiput. Ces tumeurs, surtout depuis deux ans, sont devenues embarrassantes en raison de la difficulté de mettre le chapeau. Cette gêne devenant intolérable, le malade se décide à se faire opérer.

Ces tumeurs sont toutes d'un petit volume, ayant la dimension de grains de raisin de différentes grosseurs, elles sont parfaitement mobiles ; la peau qui les recouvre a conservé ses caractères normaux, mais le cuir chevelu a chez ce malade une épaisseur remarquable.

Le 18 juillet 1869, le docteur Chairou applique sur chacune des petites tumeurs environ le volume d'une lentille de caustique. Deux heures après, l'eschare était parfaitement sèche. Peu de douleur, pas de rougeur ni aucune trace de réaction inflammatoire.

Quatre jours après, l'eschare est au niveau du cuir chevelu, les petites tumeurs commencent à diminuer et le malade peut se coiffer.

Au bout de quinze jours, les kystes paraissent atrophiés et l'opéré qui sortait chaque jour en voiture et qui n'avait rien changé à ses habitudes, était persuadé que toutes ces tumeurs étaient fondues et que jamais il n'y aurait lieu de les extraire.

Le trente-sixième jour seulement après l'opération, la peau environnante se détachait et formait une zone distincte, bordée par un liseré rouge jaunâtre très-étroit. Une légère pression exercée à la base des différentes tumeurs amena sans effort leur énucléation.

Le pansement fut fait à l'aide d'une boulette de charpie sèche et trois jours après la cicatrice était parfaite et ne laissait rien à désirer.

Réflexions. — Cette observation est très-remarquable surtout en raison du grand âge du malade, qui peut ne pas modifier en

quoi que ce soit son hygiène ordinaire et qui se trouve débarrassé sans presque s'en douter d'une infirmité douloureuse et
gênante, sinon grave.

OBSERVATION IV. — Mme O., 62 ans, rentière a, depuis plusieurs années, trois kystes sébacés sur la tête, qui lui causent une gêne très-notable.
Le plus gros, situé un peu en avant du point de réunion des deux pa-
riétaux avec l'occipital, a le volume d'une petite châtaigne; il constitue
une difformité à la fois gênante, douloureuse et disgracieuse. Les deux
autres sont situés presque symétriquement à la partie supérieure et postérieure des temporaux : ils sont un peu moins volumineux que le
précédent.

La plus grosse des trois tumeurs paraît le siége d'une subinflammation
chronique; une partie de la peau qui le recouvre est rouge et luisante,
surtout au centre; elle est amincie, n'est point mobile et paraît adhérer,
dans l'étendue d'un diamètre de un à deux centimètres, à la poche kystique. Elles paraissent, du reste, libres à leurs bases.

Le 7 avril 1869, le docteur Chairou applique sur chacune des tumeurs le
caustique de Velpeau. Afin de ne pas conserver une étendue de peau trop
gênante pour la cicatrisation, la couche de pâte fut un peu large et un peu
longue. La douleur fut appréciable pendant une heure ou deux, mais pas
assez intense pour empêcher l'opérée d'aller et de venir. Le cinquième
jour qui suivit l'opération, la tumeur du sommet de la tête put être extirpée; le dixième jour, les deux autres furent enlevées avec facilité. La
cicatrisation fut parfaite, la guérison aussi radicale qu'on pouvait le désirer.

OBSERVATION V. — Mme L., mercière à Rueil, 40 ans, fille de la malade qui fait l'objet de la précédente observation, porte trois kystes sébacés
absolument identiques, comme position et comme volume, à ceux que
portait sa mère.

Les manœuvres employées sont les mêmes, elles donnèrent le même
résultat.

Je ne mentionne cette observation, qui est absolument identique à la précédente, que parce qu'elle apporte une preuve à
l'appui de l'opinion des médecins qui pensent que ces tumeurs,

malgré leur apparence d'innocuité et de bénignité absolues, sont héréditaires.

L'observation suivante est encore un exemple d'hérédité bien manifeste.

OBSERVATION VI. — Mme B., 45 ans, à Rueil.

En 1868, onze loupes de différentes grosseurs ont été opérées par le caustique sulfo-safrané, sans que le traitement ait rien présenté qui mérite d'être noté.

Je revoie la cicatrice en mars 1872.

La malade retrouve difficilement la place des tumeurs ; on peut toutefois reconnaître les cicatrices à une coloration un peu blanche du cuir chevelu, sans dépression ni induration.

Un petit kyste sébacé, de la grosseur d'un pois, s'est développé dans l'épaisseur même de la cicatrice la plus antérieure.

On trouve un second kyste, gros comme une châtaigne, au-dessus de la protubérance occipitale. Application de pâte sulfo-safranée réclamée par la malade. La pâte est sèche au bout de deux heures, la douleur, d'une médiocre intensité, n'a pas eu une durée plus longue.

Dès le cinquième jour, le sillon éliminatoire est visible, en certains points seulement.

Le huitième jour, le kyste paraît libre d'adhérence à sa partie profonde ; une légère pression le chasse de sa cavité, mais il reste adhérent par un des bords de l'eschare où le sillon était incomplétement creusé.

Le kyste est détaché avec des ciseaux, l'eschare est éliminée spontanément trois jours après. Pansement avec la charpie sèche, cicatrisation complète le quinzième jour.

La sœur de Mme B. portait sur la tête trois kystes sébacés qui ont été opérés avec succès en 1868.

La mère de ces dames en portait également, ils n'ont jamais été opérés.

OBSERVATION VII. — Mme H., au Vésinet, porte, à la partie postérieure du crâne, un kyste sébacé du volume d'une noix. Dans le courant du mois de mars 1872, application de la pâte sulfo-safranée suivie de l'élimination du kyste le dix-septième jour.

L'énucléation fut très-difficile, des adhérences très-solides existaient avec e péricrane, il fallut les rompre avec le spatule. Sur les parois de la tumeur, on retrouve des fragments d'une membrane fibreuse dure, résistante; la macération prolongée pendant plusieurs jours ne détruit pas les adhérences intimes qui les unissent aux parois du kyste.

Pansement avec la charpie imbibée d'alcool, pas de suppuration ni de réaction inflammatoire, cicatrisation complète le vingt-cinquième jour.

OBSERVATION VIII. — Michelet, cocher à Bougival, 52 ans, a été carrier autrefois, il jouit d'une excellente santé, n'a jamais eu aucune maladie.

Il y a dix ans, il a commencé à sentir sur la pommette de la joue gauche une petite grosseur qui n'a cessé de se développer lentement depuis.

Le docteur Chairou voit ce malade au mois de janvier 68.

La tumeur avait acquis le volume d'un petit œuf, elle était tellement disgracieuse que souvent il ne pouvait prendre de voyageurs dans sa voiture en raison de sa difformité.

Elle était semi-fluide, mobile, très-régulièrement arrondie. La peau qui la recouvrait était rouge, luisante, tendue; elle était le siége d'une sub-inflammation chronique. Elle paraît adhérente aux couches sous-jacentes dans une étendue considérable. Il n'y a pas de ganglions sous-maxillaires engorgés, nul état fébrile, les fonctions digestives sont dans une intégrité parfaite.

Application de la pâte de Velpeau. Le septième jour, l'eschare se trouve libre et isolée, une pression légère amène l'expulsion de la tumeur. C'était un kyste athéromateux.

Pansement avec de la charpie sèche. La cicatrisation est complète au bout de huit jours.

Le malade est revu dix-neuf mois après l'opération. La cicatrice est encore un peu violette; mais elle est parfaitement lisse, unie; sans froncements de la peau qui l'entoure dont la coloration seule permet de le distinguer. Les dimensions de cette cicatrice sont extrêmement réduites, elles sont de douze millimètres de hauteur sur quatre millimètres de largeur. Elle ne cause aucune espèce de gêne, elle n'est le siége d'aucune douleur.

OBSERVATION IX. — J., jardinier à Rueil, 28 ans, porte depuis six ou sept ans deux petites tumeurs.

L'une plus petite est située à un travers de doigt en arrière de la queue du sourcil. Elle est du volume d'un gros pois, roulant sous la peau, mobile dans tous les sens, régulièrement arrondie, dure, insensible, la peau qui la recouvre ne présente rien d'anormal.

La deuxième est située plus en arrière au-dessous et en avant du tragus. Elle est du volume d'un gros grain de raisin, saillante, demi-molle, sensible au toucher, mobile dans tous les sens, adhérente à la peau dont elle suit tous les mouvements, on peut apercevoir un point noir à sa surface. L'accroissement de cette seconde tumeur est plus rapide surtout depuis quelques semaines.

Le 5 avril 71 le docteur Chairou applique au sommet de chacune de ces tumeurs une petite quantité de pâte sulfo-safranée. La douleur n'est au dire du malade qu'une sensation de chaleur désagréable. Pas d'inflammation ni de rougeur autour de l'eschare qui a séché au bout de sept heures. Le caustique a un peu fusé, le malade a étanché deux à trois gouttelettes de iquide qui coulaient le long de sa joue, mais qui n'ont donné lieu à aucune brûlure.

L'élimination a lieu pour la petite tumeur au bout d'un mois. Le malade en s'éveillant un matin ne retrouve plus ni eschare ni tumeur.

La chute de la deuxième eschare eut lieu au bout de cinq semaines, entraînant le kyste auquelle elle adhérait, Au-dessus de ce premier kyste s'en trouvait un second que le malade aperçut faisant saillie dans l'ouverture. Il fut facilement extrait. Il était semblable au premier, un peu mou, volumineux, de même consistance, contenant également de la matière sébacée.

Pansement avec une boulette de charpie sèche, la cicatrisation est complète au bout de huit jours.

J'examine les cicatrices dix mois après : la première a exactement l'apparence d'un grain de variole.

La deuxième forme un petit entonnoir ayant une direction un peu oblique, profonde de un centimètre environ, tapissée par une peau d'apparence normale, souple, rosée sans coloration extraordinaire.

OBSERVATION X. — B..., boulanger à Rueil, 25 ans, porte, depuis l'âge de 8 ans, une petite tumeur au niveau de la pommette de la joue gauche, faisant corps avec la peau, morbide comme elle. Le kyste se vidait de temps en temps par un orifice que l'on distingue facilement : il sortait un peu de sang et de la matière sébacée.

La tumeur a grossi très-lentement; elle est saillante, du volume d'une grosse cerise, à base large, d'une consistance demi-molle.

25 mai 1870. — M. Chairou applique au sommet de la tumeur gros comme une lentille de pâte sulfo-safranée. Douleur très-vive pendant dix minutes, qui cesse presque complétement au bout de ce temps. La pâte a laissé couler deux gouttelettes de liquide noirâtre; elle n'a séché qu'au bout de dix heures. Pas de traces d'inflammation autour de l'eschare. Le malade n'a pas interrompu son travail.

10 juin. — Chute de l'eschare; énucléation très-facile de la tumeur; pansement avec une boulette de charpie sèche. Pas d'inflammation ni de suppuration.

17 juin. — La cicatrisation est complète.

Je revois le malade un an après. La cicatrice est à peine visible; elle est formée par une petite dépression analogue à un grain de petite vérole. La peau est souple, sans coloration particulière.

OBSERVATION XI.—R...,23 ans, sous-officier d'artillerie, porte à la partie inférieure de la paupière droite une petite tumeur grosse comme une lentille, saillante, régulièrement arrondie, plus pâle que les tissus environnants, bien limitée, dure, résistante, comme incrustée dans la peau qui, au-dessous, conserve sa souplesse et sa mobilité. Pas de point noir à la surface.

J'applique au sommet une petite mouche de pâte de Velpeau. J'éprouvai quelque difficulté à maintenir en place une quantité de caustique aussi minime; j'y parvins enfin. La dessiccation fut très-prompte et la douleur presque nulle.

Dix jours après environ, le malade s'aperçut qu'il ne portait plus sous l'œil droit la petite mouche de pâte. La tumeur et le caustique sont tombés sans qu'il soit possible de préciser à quel moment. La cicatrice consiste en un point blanc qu'il est bien difficile de retrouver aujourd'hui, deux ans après l'opération.

OBSERVATION XII. —Madame L,.., à Rueil, porte sur l'aile du nez une tumeur grosse comme une petite groseille, bien limitée, dure, ronde, adhérente à la peau, dont la couleur n'est pas modifiée. On ne trouve pas de point noir à la surface.

L'application de la pâte sulfo-safranée n'a rien présenté de remarquable.

L'élimination de l'eschare et de la tumeur qui lui adhérait a eu lieu le douzième jour, dans les mêmes circonstances que dans l'observation précédente; il a été impossible de retrouver la tumeur pour en examiner la nature.

La cicatrice, examinée deux ans après, n'est plus qu'un petit trait blanc à peine visible.

Lipômes.

Un lipôme volumineux a été traité par des applications de caustique sulfo-safrané; le succès a été complet.

Les limites que je me suis imposées ne me permettent pas de m'étendre sur l'anatomie pathologique et le diagnostic de ces tumeurs.

Je me bornerai à faire remarquer que ce mode de traitement doit être réservé aux lipômes qui siégent dans le tissu conjonctif sous-cutané dont les bords sont bien nettement limités.

Ces tumeurs contractent souvent des adhérences très-solides avec les parties profondes, on devra n'appliquer le caustique de Velpeau que lorsque le lipôme, bien limité, mobile dans tous les sens, ne paraîtra pas devoir présenter des difficultés trop grandes à l'énucléation.

Les lipômes s'observent assez fréquemment dans le tissu aréolaire du derme. Ils peuvent être très-nombreux, on en a compté jusqu'à deux cents sur le même individu; leur volume varie de celui d'une groseille à une grosse noix. Ils forment sur le corps un relief plus ou moins accusé; quelques-uns sont pédiculés. Leur aspect rappelle celui des tumeurs molluscoïdes.

La peau, dit Chassaignac, semble atrophiée au niveau de ces productions et celles-ci sont recouvertes par une pellicule dermo-épidermique très-mince. Il semble qu'elles soient dues à la hernie du tissu cellulo-graisseux sous-cutané hypertrophié, à travers le derme atrophié.

On peut voir en ce moment un cas analogue dans la salle

Sainte-Agnès, à l'Hôtel-Dieu ; les tumeurs que porte ce malade sont très-nombreuses, un certain nombre sont pédiculées, la peau qui les recouvre est rouge violacée, sa consistance est extrêmement molle; à la base, on sent une dépression. Le malade ne fournit pas de renseignements sur l'origine et l'évolution de ces tumeurs. Il n'en est pas incommodé et ne veut pas en être débarrassé. Dans ce cas, la pâte sulfo-safranée pourrait être employée avec succès; mais il faudrait n'appliquer qu'une traînée de pâte extrêmement mince ; on aurait à redouter la fusée du caustique, parce que la peau, extrêmement mince et comme atrophiée, ne présente plus au même degré ses propriétés absorbantes.

OBSERVATION XIII.— (Dr Chairou. Mémoire cité.)— M. B. de C., 71 ans, ancien officier de cavalerie, a toujours été bien portant.

Il y a sept ans, il s'aperçut qu'il avait une grosseur au-dessous de l'omoplate du côté gauche, tumeur indolente, assez mobile, sans adhérences à la peau, absolument sans douleur. Il consulta à ce moment son médecin habituel, qui lui conseilla de n'y pas prêter la moindre attention ; la tumeur grossit peu à peu, lentement et progressivement.

Il y a deux ans environ, bien que la tumeur fût toujours sans douleurs, il consulta le docteur Horteloup, qui diagnostiqua un lipôme du volume d'un œuf de dinde environ, mais qui conseilla en raison de la bénignité de la maladie et des dangers qu'offrait une opération de n'y pas recourir, parce qu'elle pouvait compromettre la vie du malade.

Le lipôme augmentait toujours ; le malade ne pouvait plus porter aucun vêtement ajusté, ce qui l'empêchait d'aller dans le monde; ce fut dans ces circonstances que M. B. me consulta au mois de décembre 1868.

Je diagnostiquai un lipôme ayant à peu près les dimensions d'un œuf d'autruche, commençant au-dessous de l'omoplate gauche, descendant en bas jusqu'au niveau de la deuxième fausse-côte, et ayant la largeur de la paume de la main environ.

La tumeur est indolore à la pression, paraît peu mobile, elle est ovoïde, ayant son grand diamètre de bas en haut et de dedans en dehors; la peau qui la recouvre est mobile sur elle, sans changement de couleur, très-épaisse comme celle des parties environnantes. Il était évident que je me trouvais en présence d'un de ces énormes lipômes indolents à marche progressive, posé sur la couche musculaire profonde et qui déterminait, en raison de son énorme développement, une gêne incessante, empêchant le malade, non seulement de rester assis le dos appuyé sur le dossier d'un fauteuil, mais encore de rester couché sur le dos.

Je proposai l'extirpation à l'aide de la pâte sulfo-safranée. J'appliquai une première fois une couche de la pâte de Velpeau à la fin de décembre. Je donnai : un centimètre d'épaisseur quatorze centimètres de longueur; la couche caustique, de forme elliptique, finissait en haut et en bas en pointe et avait au centre une largeur de trois centimètres.

Cette petite opération fut faite, le malade étant assis à califourchon sur une chaise, la douleur fut très-peu considérable. Au bout de deux heures, la pâte était sèche et le malade rentrait à Paris.

Les jours suivants, le malade n'éprouve aucune douleur, ne cesse de sortir un seul jour et de se rendre à ses occupations journalières.

Il revint me voir un mois après. Malgré l'énorme étendue donnée au caustique, il n'y avait eu aucune réaction inflammatoire.

Je constatai à la fin de janvier qu'il s'était formé une eschare superficielle contrairement à ce que j'observais d'habitude, l'eschare ne comprenait pas toute la peau, elle était restée un peu saillante ; les bords se soulevaient aisément; l'épiderme seul et une partie du derme avaient été entamés.

Je fis une seconde application de pâte aussi longue que la précédente et trois heures après le malade reprenait le chemin de fer pour Paris, cette nouvelle application n'amena pas plus de réaction inflammatoire ni plus de douleur que la précédente.

A la fin de février, la croûte avait un peu creusé au-dessous du niveau de la peau environnante, les bords se soulevaient aisément, mais laissaient voir encore une surface rouge. En conséquence, je fis une troisième application ; même résultat, pas de réaction inflammatoire, pas de douleurs, le malade va et vient, mange comme si de rien n'était, il lui semble seulement que la tumeur est un peu plus dure.

A la fin de mars, l'eschare n'est pas encore détachée, mais se soulève en partie. Douze jours après, 7 avril, à trois heures de l'après-midi, je constate que l'eschare avait une grande tendance à se détacher; je l'enlevai en totalité, sans aucun écoulement de sang, et je pus constater qu'elle était arrivée sur la surface du lipôme. Le fond de la plaie, en effet, était d'un blanc jaunâtre, indolore, exsangue et parfaitement uni. Il s'agissait de faire sortir le lipôme par la longue fenêtre que je venais d'ouvrir, je commençai par décoller avec précaution les bords de la peau avec une spatule, puis ensuite, avec l'index de la main droite, je décollai rapidement toutes les adhérences qui retenaient la masse graisseuse à toutes les parties voisines, et enfin, à l'aide d'une forte pression opérée à la base de la tumeur, j'énucléai facilement celle-ci tout entière.

Elle fut pesée sur le champ et nous donna un poids de 525 grammes. Elle avait le volume d'un œuf d'autruche, était exclusivement composée de tissue graisseux et par les surfaces d'incision laissait s'écouler une huile épaisse.

L'extirpation fut très-peu douloureuse, bien que les brides à rompre aient été très-nombreuses. Le pansement fut fait avec une simple compresse trempée dans de l'eau froide et un bandage de corps. Il ne s'écoule pas plus d'une cuillerée à café de sang. Le malade se rhabilla aussitôt, et quelques heures après il pouvait regagner Paris. J'allai pour le voir le lendemain : il était sorti pour aller se promener.

Jeudi 14 avril. — La plaie est complétement fermée; la cicatrice paraît très-solide, la guérison complète. Il n'y a pas eu la moindre rougeur inflammatoire pendant la semaine qui vient de s'écouler. Les mouvements du bras, de l'épaule et de l'omoplate sont aussi faciles et aussi complets qu'on peut le désirer; il n'y a pas la plus petite gêne.

Réflexions. — Cette observation est des plus remarquables : elle indique quel parti il est possible de tirer de l'emploi méthodique de la pâte sulfo-safranée. L'énorme volume de la tumeur, l'absence de mobilité, l'épaisseur extrême de la peau de cette région, l'age avancé du malade, toutes ces causes tendaient à faire envisager le succès sinon comme improbable, du moins comme incertain.

Je dois noter que nul accident n'est venu enrayer la marche régulière de l'opération, que pas un seul jour le malade n'a été obligé de garder la chambre, que le jour même de l'application du caustique, comme le jour de l'extirpation, il a pu faire 14 kilomètres en chemin de fer et qu'il n'y a eu aucune espèce de complication, ni rougeur inflammatoire, ni même douleur bien vive.

Un point cependant restait douteux après l'extirpation : lorsque l'énorme masse graisseuse fut enlevée en totalité, la peau se trouva décollée sur une grande étendue, au fond de la plaie on voyait distinctement les masses musculaires. Fallait-il appliquer simplement la peau sur les parties profondes? Fallait-il boucher cet énorme cloaque avec de la charpie !

Mais comme les deux lambeaux cutanés se rejoignaient avec une précision mathématique, le Dr Chairou se décida à appliquer purement et simplement la compression. Je pus constater huit jours après que la réunion s'était faite par première intention et que la peau avait repris ses adhérences normales avec les parties profondes.

C'est dans les cas de ce genre, que, sans redouter la fusée du caustique, il faut appliquer une épaisse couche de pâte. L'emploi de caustiques plus énergiques que la pate sulfo-safranée, tels que le caustique noir ou la pâte carbo-sulfurique éviteraient l'inconvénient des applications successives qui ont été nécessaires pour atteindre les limites de la peau.

Enchondrome.

Par suite d'une erreur de diagnostic, la pâte sulfurique a été appliquée sur un enchondrôme du maxillaire inférieur et le résultat a été très-heureux.

De grandes réserves doivent être faites à propos de l'application de ce caustique au traitement de ce genre de tumeurs. Toutefois, dans les cas simples et bien nets, lorsque la tumeur est régulièrement globuleuse et bien limitée, lorsqu'elle est mobile et ne repose pas sur un large pédicule, on sera en droit d'espérer un résultat favorable.

Mais il ne faut pas perdre de vue que l'opération n'est plus aussi simple que dans les cas qui précèdent, on devra toujours se tenir en garde contre les difficultés que pourra présenter le dernier temps de l'opération, la section du pédicule.

OBSERVATION XIV. — (Dr Chairou. Mémoire cité. — M., charretier à Bougival, 56 ans, très-robuste, n'a jamais été malade.

Il a commencé, depuis nombre d'années, à sentir une boule en avant et en bas de l'oreille gauche, comme cette boule grossissait lentement et ne laissait pas de l'inquiéter, il consulta plusieurs médecins qui lui conseillèrent l'emploi d'emplâtres résolutifs qui ne produisirent aucun résultat.

Il vint à la consultation de l'asile du Vésinet dans le courant de mars : il portait, au niveau du maxillaire, une tumeur de la grosseur d'un œuf de poule.

Cette masse paraît un peu mobile dans tous les sens, mais la mobilité est peu prononcée en raison de son énorme volume. La peau qui la recouvre a tous ses caractères normaux, elle est couverte de bulbes pileux, n'est pas enflammée et glisse aisément. La consistance paraît homogène, sans fluctuation, plutôt dure que molle, il n'y a pas de ganglions engorgés, peu de gêne dans la mastication ; l'intérieur de la cavité buccale est parfaitement sain.

Je diagnostique un lipôme, et j'applique le caustique sulfo-safrané selon une ligne longitudinale, et sur un centimètre de largeur.

L'opéré revient me trouver au bout de huit jours : le caustique n'avait pas pénétré assez profondément.

J'appliquai une seconde couche dans les mêmes limites exactement que la première, et je recommandai au malade de venir nous trouver au bout de quinze jours.

Après ce laps de temps, j'observai que l'eschare était parfaitement formée, mais que, contrairement à ce qui se passait habituellement, elle n'offrait pas la dépression constante au-dessous du niveau de la peau. Comme elle paraissait, du reste, parfaitement isolée dans tout son pourtour et adhérente à la tumeur, je tentai l'énucléation par une douce pression faite à la base; cette manœuvre n'amena aucun résultat. J'introduisis alors une spatule sous le derme, et je parvins à énucléer la tumeur, non sans quelques efforts, et en produisant une hémorrhagie considérable. Je fis un pansement avec des tampons de charpie imbibée d'une solution de perchlorure de fer à 30 degrés, et j'exerçai une compression modérée.

Le quatrième jour qui suivit l'opération, je retirai la charpie et j'examinai avec soin la cavité.

La tumeur que j'avais extirpée n'était pas un lipôme, mais présentait tous les caractères de l'enchondrôme. Il était urgent de savoir où cet enchondrôme prenait naissance et si toute la masse malade avait été enlevée. L'exploration attentive de la région me permit de constater que l'enchondrôme prenait naissance sur la branche montante du maxillaire supérieur gauche, et qu'il avait pu être extirpé en totalité, sans qu'il eût été nécessaire d'avoir recours au bistouri.

La cicatrisation se fit sans complication d'aucune sorte. La cicatrice, restée longtemps rouge, est aujourd'hui linéaire, parfaitement régulière, très-peu apparente.

Cas dans lesquels le traitement a dû être modifié, et généralisation de la méthode à toutes les tumeurs sous-cutanées de bonne nature.

Les succès obtenus dans ces trois genres de tumeurs ont conduit à appliquer le même traitement à d'autres tumeurs sous-cutanées.

J'ai déjà cité, page 29, une observation de tumeur complexe de l'avant-bras.

Un kyste synovial de l'avant-bras a été opéré par le même procédé ; à la chute de l'eschare, le traitement a été modifié, et la pâte de Canquoin a dû être appliquée.

En voici l'observation :

OBSERVATION XV. — Mme X., au Vésinet, 35 ans, porte à la face antérieure de l'avant-bras, sur le trajet des muscles fléchisseurs, une petite tumeur ovoïde du volume d'une amande, saillante, non adhérente à la peau qui glisse sur elle suivant les mouvements des muscles fléchisseurs : elle est demi-molle, élastique, non réductible, ne donnant lieu à aucune sensation de fluctuation : elle est bien limitée, mais elle paraît adhérer par une base large aux muscles fléchisseurs.

Une traînée de pâte de Vulpeau, longue de deux centimètres, large de un demi-centimètre, est appliquée suivant le grand diamètre.

La malade ne s'est pas conformée aux recommandations qui lui ont été faites de tenir son bras immobile et découvert, le caustique n'a pas fusé, mais la pâte est tombée avant la dessiccation complète. On observe alors la même série de phénomènes déjà décrits dans l'observation n° 1.

L'élimination de l'eschare a eu lieu le trentième jour, laissant à découvert une surface blanche nacrée. Aucune adhérence ne s'était établie entre la tumeur et l'eschare. Des adhérences profondes rendent très-difficile l'énucléation. M. Chairou, sans insister sur ces tentatives que la malade, peu courageuse et peu docile, supporte très-mal, modifie le traitement et applique un morceau de pâte de Canquoin un peu plus petit que l'eschare éliminée. La malade a guéri parfaitement.

Dans le cas où l'action de l'acide sulfurique est insuffisante, je donnerai la préférence à la pâte au chlorure de zinc pour achever le traitement. Je n'ai pas à parler ici des propriétés si remarquables de ce caustique ; sans doute il ne met pas complétement à l'abri de l'érysipèle, de la phlébite, de l'infection purulente, mais on peut dire que les cas dans lesquels ces accidents ont été observés sont extrêmement rares. On peut lui reprocher encore la douleur extrêmement vive que cause son application, douleur infiniment plus vive et de plus longue durée que celle que produit le caustique sulfurique.

On ne saurait borner à ces cas l'application de la pâte sulfosafranée. Je suis conduit à proposer cette méthode, soit seule, soit combinée avec la pâte de Canquoin, dans le traitement de certains kystes dermoïdes, des tumeurs érectiles, et des tumeurs molluscoïdes, et en général de toutes les tumeurs sous-cutanées de bonne nature.

Kystes dermoïdes (deuxième variété de Lebert). — La membrane kystique, analogue au derme par ses papilles, possède en outre des glandes sébacées et des follicules pileux. Il n'est pas rare de trouver un ou plusieurs poils mêlés à leur contenu, qui ne diffère pas de celui des kystes sébacés.

Ces tumeurs siégent le plus souvent dans le tissu cellulaire sous-cutané; elles sont congénitales. Leur siége de prédilection est la paupière supérieure, la racine du nez et le front. Dans le premier point, elles sont généralement ovalaires, tandis que celles de la racine du nez et du front sont le plus souvent sphériques. On les rencontre encore fréquemment au cou et au périnée.

Le traitement par la pâte sulfurique pourra leur être appliqué avec succès, quelle que soit leur région, pourvu qu'elles soient situées immédiatement sous la peau.

Ces kystes, si fréquents à la paupière supérieure, sont très-mobiles et peuvent être déplacés en tous sens; la peau qui les recouvre est libre d'adhérences et sans changement de couleur. Ils se développent souvent entre le muscle orbiculaire et le ligament large de la paupière. On cherchera donc en vain à les atteindre par une seule application de caustique sulfurique; ce mode de traitement ne me paraît pas applicable dans ce cas.

Les kystes sébacés sont fréquents autour de l'orbite; on les distingue à l'aide des signes suivants :

Les kystes dermoïdes sont congénitaux; leur accroissement est extrêmement lent. Leur forme est celle d'une amande ; on ne trouve jamais à leur surface de point noir. J'ajoute que ces kystes dermoïdes gênent peu les mouvements de l'œil, et que les malades les supportent avec patience, tandis que les kystes sébacés acquièrent rapidement un volume considérable, qui nécessitent bientôt une opération.

Les kystes dermoïdes qui siégent autour des sourcils sont sous-cutanés, et le traitement par la pâte sulfurique peut leur être appliquée. Mais je dois faire remarquer que, toujours, des adhérences très-solides existent avec les surfaces osseuses sur lesquelles ils reposent, et qu'il n'est pas rare, au point même où elles s'implantent, de trouver une dépression. Si ces adhérences ne sont pas détruites avec soin, la tumeur récidivera.

Je propose, dans ce cas, après avoir énuclé le kyste au moyen de la pâte sulfurique, d'appliquer à son point d'insertion sur l'os un petit fragment de pâte de Canquoin.

Je ne prévois aucune difficulté lorsque les kystes dermoïdes siégeront au cou ou au périnée.

Les propriétés coagulantes du caustique sulfurique trouveront une heureuse application dans le traitement des tumeurs érectiles qui se développent dans le derme ou le tissu cellulaire sous-cutané.

Le *molluscum* est une tumeur molle, saillante, quelquefois pédiculée, indolente et faisant corps avec le derme. Le diagnostic est rendu facile par la présence de plusieurs tumeurs semblables disséminées sur les autres parties du corps. Il arrive quelquefois, qu'une de ces tumeurs prend un accroissement excessif, et Nélaton en a observé une de ce genre située sur les épaules, qui pesait 12 kilog.

M. Desnos a présenté à la Société médicale des hôpitaux un malade sur lequel on comptait plusieurs centaines de ces tumeurs. Leur volume variait de celui d'une lentille à celui d'une noisette et d'une orange. Elles étaient disséminées sur tout le corps, nombreuses, mais discrètes à la face, à la partie antérieure du tronc, rares aux membres inférieurs, elles se multipliaient surtout en arrière du tronc et dans l'espace interscapulaire.

Elles sont constituées : 1° par une couche externe qui paraît formée à l'extérieur par les cellules les plus superficielles de l'épiderme, puis par les cellules superposées du corps de Malpighi, molles, spongieuses, d'un blanc grisâtre, glissant sur la couche située au-dessous d'elles et la coiffant comme une sorte de cupule ; 2° par une couche interne consistant en un petit corps globuleux, blanchâtre, lisse à l'extérieur, criant sous le scalpel et offrant à la coupe l'aspect du tissu fibreux. Son incision a donné lieu à l'issue d'une gouttelette de sang provenant d'un petit vaisseau qui traversait son centre.

La peau est à leur niveau de coloration normale.

La nature de ces tumeurs nées au milieu des éléments de la peau et qui n'en dépassent pas les limites permet d'espérer de bons résultats de l'emploi des pâtes sulfuriques pour leur extirpation.

En raison de l'épaisseur des tissus à détruire, c'est le caustique noir ou la pâte carbo-sulfurique qui devraient être choisis.

Telles sont les principales variétés de tumeurs pour le traitement desquelles je propose l'emploi de la pâte sulfo-safranée. Je n'ai rien dit des kystes hématiques des hygromoses, des gommes syphilitiques des tubercules ; leur diagnostic ne présente pas de difficultés, et ce traitement ne saurait leur être appliqué.

Je me résume en disant que l'emploi de ce caustique est applicable à toutes les tumeurs sous-cutanées de bonne nature, c'est-à-dire à toutes les tumeurs superficielles, bien limitées, presque toujours enkystées, facilement énucléables, ne récidivant jamais, n'exerçant aucune influence fâcheuse sur la santé générale, n'ayant aucune tendance à se généraliser et à compromettre ainsi la vie du malade.

Paris. — Imp. PARENT, rue Monsieur-le-Prince 31.

www.ingramcontent.com/pod-product-compliance
Ingram Content Group UK Ltd.
Pitfield, Milton Keynes, MK11 3LW, UK
UKHW020333130726
13696UKWH00003B/1325